건강과 다이어트의 핵심은
마이크로바이옴

건강과 다이어트의 핵심은
마이크로바이옴

초판 1쇄 인쇄 _ 2023년 5월 26일
초판 1쇄 발행 _ 2023년 6월 5일

지은이 _ 이승훈

펴낸곳 _ 바이북스
펴낸이 _ 윤옥초
책임 편집 _ 김태윤
책임 디자인 _ 이민영

ISBN _ 979-11-5877-342-7 03510

등록 _ 2005. 7. 12 | 제 313-2005-000148호

서울시 영등포구 선유로49길 23 아이에스비즈타워2차 1005호
편집 02)333-0812 | **마케팅** 02)333-9918 | **팩스** 02)333-9960
이메일 bybooks85@gmail.com
블로그 https://blog.naver.com/bybooks85

책값은 뒤표지에 있습니다.

책으로 아름다운 세상을 만듭니다. — 바이북스

미래를 함께 꿈꿀 작가님의 참신한 아이디어나 원고를 기다립니다.
이메일로 접수한 원고는 검토 후 연락드리겠습니다.

균형 잡힌 장 건강이 인생을 좌우한다

건강과 다이어트의 핵심은
마이크로바이옴

이승훈 지음
이기수 감수

바이북스
ByBooks

　　최근 우리나라의 수출의 근간인 반도체가 불황에 빠져 경기침체가 가속화되는 시점에 증시를 달군 테마 종목이 있다. 바로 '마이크로바이옴' 관련 주들이다. 도대체 '마이크로바이옴'은 무엇이기에 이렇게 주목을 받는 것일까?

　　정부 투자 기반의 사업은 물론이거니와 각 대기업들의 활발한 투자와 연구를 기반으로 산업 활성화에 고삐를 당기고 있다는 뉴스가 미디어에 넘쳐난다. 더불어 다양한 연구자와 학자들이 건강한 몸을 유지하기 위해서는 인체에 우리와 함께 공생하는 '마이크로바이옴'을 챙겨야 한다고 말하고 있다. 현재 마이크로바이옴은 헬스케어를 시작으로 농업, 수의학, 식음료, 화장품 등 다양한 영역에서 각광을 받고 있다.

　　이렇게 다양한 분야에서 관심을 받고 있는 '마이크로바이옴'은 무엇이며 이를 챙기는 것이 '왜 중요한지, 어떻게 관리해야 하는지, 무엇이 필요한지' 제대로 설명해주는 책이 필요하다는 생각이 들었다. 그런데 이 책을 쓰기까지 참 많은 시간 동안 고민을 거듭해왔다. 시중에 이미 좋은 책과 정보가 많이 있는데 나는 도대체 왜 이 책을 쓰기로 마음을 먹은 걸까? 정보의 홍수 속에 이미 사람들이 알고 있는 내용일 수도 있는데 왜 한 글자 한 글자 정성스레 글을 써 내려가고 있는 걸까? 왜 내 경험담을 많은 사람들 앞에 내놓고 공유를 하려는 걸까?

질문의 꼬리가 내려가면 내려갈수록 정답은 하나로 압축되었다. 그것은 "나처럼 원인도 모르고 장이 좋지 않아 하루하루 긴장감을 놓지 못하고 지내는 사람들을 위해서, 그리고 마음 편히 하루를 온전히 보낼 수 있는 장 상태를 만드는 방법을 알려주기 위해서"이다.

나는 어릴 적부터 변비라는 것을 모르고 살아왔다. 대신 매일매일 불안과 씨름하며 지내왔다. 성인이 되어서도 항상 노심초사 마음을 놓지 못하고 신경이 곤두선 상태로 사회생활을 해오던 시간들. 방귀를 뀌는 것도 마음 편히 하지 못했던 시간을 30년이 넘게 살아왔다. 대중교통을 이용해도, 자가용을 타고 이동을 해도 항상 나의 눈과 생각은 화장실에 초점이 맞춰져 있었다. 조금만 이상한 낌새가 느껴져도 바짝 긴장하며 불안에 가득 찼던 나날들.

불현듯 '언제부터 그랬지?' 떠올려보면 맨 처음 나는 기억이 초등학교 3학년 시절이다. 기분 좋게 학교를 등교하고 교실에 들어가 책상 앞에 앉자마자 항상 차갑고 부글거리고 통증이 밀려오는 배를 부여잡고 10분이고 20분이고 허리를 숙이며 누워 있었던 나의 모습이 기억난다.

그 이후로 예고도 없이 찾아오는 통증과 참을 수 없는 배변감으로 많은 고통을 감내하며 지내왔다. '시간이 지나면 나아지겠지'라고 '성인이 되면 자연스레 좋아질 거야'라고 생각했던 나의 판단은 절대적으로 잘못된 생각이었다.

'어떻게든 고쳐 봐야지! 어떻게든 상황을 개선해 봐야지'라고 절치부심(切齒腐心)으로 좋은 음식을 챙겨 먹어도 상태가 나아지기는커녕 어떤 때는 더욱 심해지는 경우도 있었다.

대개 아침의 사과가 금사과라는 것은 누구나 익히 잘 아는 사실이다. 그런데 나에게 아침의 사과는 '독'사과였다. 아침에 사과 한 입이 나에겐 오전 시간 화장실과 친해지는 징검다리 역할을 해주는 감초 같은 역할을 했던 순간도 있었다.

또 한 번은 해독주스의 인기가 대단했던 때가 있었다. 이때 나도 '건강을 위해 도전해봐야지!'라며 직접 과일과 야채를 구매해서 다듬고 삶고 자르고 갈아서 한 잔을 완성했던 시기가 있었다. 그 결과는 밑 빠진 독에 물 붓는 행동이었다. 그런 나의 노력들을 그렇게 쏟아낼 줄은 난 몰랐다, 정말….

이런 수많은 노력과 관리에도 불구하고 나빠지는 상태에 더욱 의아하며 처참한 기분을 느꼈던 곳은 항상 병원이었다. 대장내시경(1년에 위, 대장내시경을 도합 12번까지도 해봤다)을 하고 난 후에 해결책을 기대하는 마음을 가지고 진료실로 찾아가면 내 기대와는 다른 대답이 들려오는 시간이 반복되었다. 장 속은 너무나 깨끗하다는 말. 그 이상 그 이하 어떠한 말도 없었다. 난 하루에도 장이 불편해 화장실을 12번(소변이 아님)도 더 찾아가는 상황인데, 의사는 그저 지사제 처방과 함께 이상 없다는 그 말 한마디로 너무나 힘을 빠지게 만들었다.

그런데 어느 날 나에게 생각지도 않았던 운명 같은 만남이 찾아왔다. '마이크로바이옴?'이라는 생소한 단어와 함께 전문가를 양성한다는 게 아닌가? '무엇을 전문으로 하는 거지?'라고 유심히 들여다보니 '장'이라는 핵심 단어가 숨어 있었다.

이미 다년간 행사 진행과 강의를 한 경험으로 사람들 앞에서 말하는 것은 자신이 있었기 때문에 전문가인 강사로 활동한다는 것에 눈길이 갔다. 그런데 정확하게 나의 초점은 그것에만 머문 것이 아니었다. 가장 중요한 목적은 무엇보다 장이었기 때문이다. 정말 진심을 다해 마지막 지푸라기를 잡는 심정으로 배워보고 싶었다. 내가 도대체 왜 이렇게 하루하루가 힘든지 그 원인을 알고 싶었다.

그렇게 강의를 듣고 난 후 정확하게 3개월 후부터 나의 인생이 180도 달라졌다. 매일매일 긴장과 불안함으로 가득 차 있었던 하루가 어느 순간부터 여유가 넘치는 시간으로 바뀌어가고 있었다. 더 이상 화장실과의 기나긴 사투를 하지 않고도 하루를 마무리할 수 있는 몸 상태가 되었다.

이 책은 '마이크로바이옴 전문가'라는 타이틀을 가지고, 그리고 일

건강과 다이어크의 핵심은 마이크로바이옴

평생 '내 경험'을 토대로 한 자 한 자 적은 책이다. 건강과 관련된 지식을 이야기하면서 병이 생기기 이전에 '예방'을 목표로 두고 집필을 한 도서라고 이해하면 좋겠다. 특히나 본 도서는 '치료'를 목표를 두고 집필한 것이 아니기에 질병으로 인해 아프다면 병원에 내원해 의사선생님을 만나 올바른 치료 방향을 찾기를 꼭 당부한다.

다만 건강은 건강할 때 지켜야 한다는 고리타분하지만 항상 명심해야 하는 말이 있다. 여기에 나오는 방법을 꾸준히 실천하다 보면 장과 삶이 달라지는 변화를 경험할 수 있을 것이다. 나의 '인생 경험'과 '마이크로바이옴 전문가의 지식'을 토대로 나와 같은 힘든 삶과 고통을 안고 지내는 분들에게 꼭 도움이 되기를 바란다.

끝으로 편향된 시각과 가치관이 아닌 객관적인 시각과 균형 잡힌 가치관을 바탕으로 이 글을 쓰고 책으로 만들 수 있도록 수많은 도움을 주신 분들께 감사의 마음을 전한다.

내 몸속 마이크로바이옴(미생물)은 건강한가?

요즘 시대적으로 건강에 대한 최고의 화두는 단연 마이크로바이옴이다. 그런데 우리는 일반적으로 마이크로바이옴을 단순 프로바이오틱스, 장 건강, 세균 등의 용어로 단순화시키고 있다. 그러나 마이크로바이옴은 그렇게 단순하지가 않다. 그 이유는 마이크로바이옴이 우리의 전반적인 건강에 중요한 역할을 하고 있기 때문이다.

이 책에서는 이런 마이크로바이옴이 어떤 역할을 하는지에 대해 서술했다. 여러분은 이 책을 통해 불면증, 우울증, 자가면역질환, 당뇨 등과 같은 마이크로바이옴 불균형의 다양한 증상들에 대해 배우고 글루텐과 다른 환경적 요인들이 우리의 장 건강에 미치는 영향을 탐구하게 될 것이다. 특히 어떤 음식이 우리의 장을 불편하게 하는지, 이 장을 건강하게 하려면 어떻게 해야 하는지의 비밀을 알게 될 것이다.

우리가 섭취하는 모든 음식은 장을 통해서 흡수되는데 장이 잘못되어 있다면 과연 내 몸은 어떻게 될까? 음식을 소화시키고 면역작용을 하는데 유익한 미생물과 유해한 미생물들이 어떤 상호작용을 할까? 항생제, 스트레스, 방부제, 합성 감미료와 같은 것은 우리의 장내 미생물에 어떤 문제를 일으킬까?

과연 마이크로바이옴은 정확히 무엇일까? 이런 모든 부분의 비밀을 이 책을 통해 마이크로바이옴을 알아가면서 하나씩 이해하게 될 것이다. 우리 몸의 건강은 바로 이 마이크로바이옴 속에 모두 담겨있다고 해도 지나치지 않다. 그런데 지금의 세상은 불행하게도, 건강하지 못한 식단으로 인해 마이크로바이옴이 무너지고 있다는 것이 냉혹한 현실이다. 그렇기에 무너진 마이크로바이옴의 생태계를 복원하는 것은 무엇보다 중요하다.

마이크로바이옴은 다이어트다

이 책에서 강조하는 부분은 크게 2가지이다. 하나는 마이크로바이옴이 내 몸에서 무슨 일을 하고 있는지이고, 다른 하나는 해독, 다시 말해서 다이어트와 마이크로바이옴의 상관관계를 풀어주는 내용이다.

마이크로바이옴은 체중 감량과 관련된 문제들을 해결하는 열쇠를

쥐고 있다. 비만은 모든 질병의 시작이다. 이 시작이 장내 마이크로바이옴에서부터 시작되었고 지금도 진행형이라면 이대로 둘 것인가?

다이어트는 너무도 힘들다. 요즘 서점에 가면 저탄수화물 다이어트부터 케톤, 비건에 이르기까지 매우 다양한 방법들을 서적들을 통해 쉽게 접할 수 있으나 무엇이 여러분에게 효과가 있는지 알아내는 것은 생각보다 쉽지 않다.

노력 끝에 살을 뺐다고 하자! 그런데 그 뒤에 우리를 기다리고 있는 녀석이 있다. 그것은 바로 '요요현상'이다. 이로 인해 우리는 이전의 모습으로 다시 돌아갈 뿐 아니라, 이전보다 더 살이 찌는 것을 경험하게 되는 경우가 많이 있다. 왜 그럴까? 이 책에서는 그 비밀을 밝히고 있다.

이 책을 통해 마이크로바이옴에 집중함으로써 우리는 체중 감량에 대해 더욱 깊이 있는 접근을 할 수 있고 전통적인 식단의 함정을 피할 수 있다. 단순히 칼로리를 계산하거나 전체 음식 그룹을 잘라내는 대신, 우리는 유익한 마이크로바이옴의 성장을 촉진하는 건강하고 섬유질이 풍부한 음식으로 우리의 장에 영양을 공급하는 데 집중할 수 있다. 이뿐 아니라 충분한 수면을 취하고, 스트레스를 관리하고, 우리의 장 건강을 방해할 수 있는 항생제와 다른 해로운 물질들을 피하는 것과 같은 우리의 마이크로바이옴을 지원하기 위한 다른 전략들을 배울 수 있다.

만약 여러분이 과거에 다이어트에 어려움을 겪었고 '요요현상'에 지쳤다면, 이제 여러분의 초점을 마이크로바이옴으로 옮겨야 할 때이다.

호르몬의 변화(인슐린 → 케톤)

과식과 인슐린이 비만의 주요 원인이라는 것은 일반적으로 받아들여지는 이론이다. 우리의 식습관은 신체에 필요한 에너지보다 더 많은 음식을 섭취함으로 인해 시간이 지남에 따라 체중의 증가와 비만으로 이어질 수 있다는 것을 알고 있다.

우리가 과식을 하므로 남는 잉여 에너지들은 지방으로 전환시키고 지방 조직에 저장하는데, 이것은 체지방의 증가로 이어지게 된다.

그래서 이 책에서는 인슐린의 문제를 깊이 있게 짚고 왜 살이 찔 수밖에 없는지를 이야기한다.

무슨 일이든 동기부여가 되지 않으면 왜 해야 하는지를 알 수 없듯이 다이어트도 그 메커니즘을 이해해야 그 원리에 따라 자기 몸을 관리할 수 있는데, 이 책이 바로 그 메커니즘에 대해서 깊이 있게 설명하고 있다. 그것을 이해하는 것이 바로 동기부여의 시작이라고 밝히고 있는 것이다.

더욱이 그 메커니즘을 설명하면서 살이 찌게 되는 호르몬을 변경하는 부분에 초점을 맞춘 것이 더욱 재미있는 부분이다. 기존에 탄수화물 범벅인 식단으로 인해 살이 쪘다면 그 식단을 저 탄수화물 식단으로 변경하고 단백질, 지방, 식이섬유에 맞추어야 한다. 이것을 설명한 부분은 인체 메커니즘을 인슐린에서 케톤이라는 에너지로, 주 에너지원을 변경하는 내용의 초점이 맞춰져 더욱 눈에 띄는 부분이다.

사실 우리 몸에서 에너지원의 변경은 이제 소수의 전문가들이 이야기하는 수준이 아니라 세계적인 추세라고도 볼 수 있다. 이 책은 그 부분에 대해 구독자들의 깊이 있게 동기를 부여하는 형식의 메커니즘

건강과 다이어크의 핵심은 마이크로바이옴

을 설명하고 있다.

그렇다면, 왜 케톤은 다이어트에 중요할까? 또 이 케톤은 단순히 다이어트에만 필요한 것인가? 수많은 연구들이 케톤이 단순히 체중 감소를 넘어 많은 건강상의 이점을 가질 수 있다는 것을 보여주고 있다. 예를 들어, 인지 기능을 향상시키고 알츠하이머병과 파킨슨병과 같은 신경 질환으로부터 보호할 수도 있다는 연구에서부터, 제2형 당뇨를 치료한다거나, 고지혈증, 고혈압 같은 기저질환들을 치료할 수 있다는 연구까지 넘쳐나고 있다. 체중 감량은 기본이고 덤으로 건강도 찾아준다는 것이다. 이 책을 통해 이런 부분까지 알게 된다면 다이어트의 동기부여가 충분하지 않을까?

놀라운 HSD효소

이 책에서는 전문가들만이 알고 있는 HSD효소에 대해 설명하고 있다. HSD효소는 스트레스에 반응해 방출되는 호르몬인 코르티솔의 대사에서 핵심적인 역할을 하는 효소이다. 코르티솔은 식욕을 증가시키고 복부에(아랫배) 지방 저장을 촉진할 수 있기 때문에 체중 증가 및 체중 감량의 어려움과 관련이 있다.

HSD효소는 HSD1과 HSD2의 두 가지 형태를 가지고 있는데 HSD1은 주로 지방 세포에서 발견되고 비활성 코르티손을 활성 코르티솔로 전환시키는 반면, HSD2는 다른 조직에서 발견되며 코르티솔을 비활성 형태로 분해하는 것을 돕는다. 이 HSD1효소의 과다로 자신은 원하지 않았지만 비만에 이르는 경우를 많이 보게 되는데, 이 부분의 설명을 독자의 입장에서 쉽게 다가갈 수 있도록 한 부분이 더욱 눈에 띈다. 또한 이 HSD1의 활성을 억제하는 식품에 대해서도 자세하게 서술해 다방면의 다이어트를 방해하는 것을 차단하려는 노력이 보인다.

2019년 《네이처 커뮤니케이션》 저널에 발표된 한 연구는 장내 마이크로바이옴이 HSD의 활동에 영향을 미칠 수 있다는 것을 발견한 내용을 게재했다. 이 연구는 특정 마이크로바이옴이 HSD 활동을 억제할 수 있는 짧은 사슬 지방산(SCFA)을 생성해 지방 축적을 줄이고 포도당 내성을 향상시킨다는 것을 발견하게 되었다. 이 연구들은 HSD가 체중 관리에 중요한 요소이고 장내 미생물이 그 활동을 조절하는 역할을 할 수 있다는 것을 시사한다. 따라서 적절한 식단과 생활 습관을 통해 건강한 장내 미생물을 유지하는 것은 HSD 활동을 조절함으로써 체중 증가와 관련된 건강 문제의 위험을 줄이는 데 도움이 될 수 있다는 것을 알려준다.

결론적으로 이 책에서는 마이크로바이옴을 깊이 있게 이해하고 또한 이로 인해 다이어트, 다시 말해서 디톡스를 기본으로 해서 음식을 바꿔주고 호르몬을 변경해서 내 몸에 맞는 다이어트를 메커니즘적으로 자세히 설명해 실천할 수 있도록 돕는 책이라고 할 수 있다.

고기를 잡아주는 것이 아니라 잡는 법을 설명해놓은 책이다. 여러분도 이 책을 통해 다이어트와 건강에 대한 동기부여로 도전을 받기를 희망한다. 이를 통해 새로운 희망을 품고 건강한 몸으로 제2의 인생을 계획할 수 있을 것이다. 이 책을 통해 오늘부터 즐거운 다이어트의 시작을 경험하길 바란다.

이기수(연구법인 메가랩 상임고문, 한국행복미생물 상임고문)

PART 1

마이크로바이옴이란 무엇일까?

왜! 마이크로바이옴이 문제?

마이크로바이옴과 면역

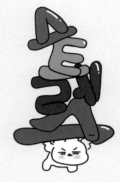

장내 미생물의 불균형을 만드는 환경과 요인

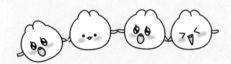

우리 몸속 장내 미생물은 무슨 일을 하는가?

PART 2

다이어트 & 디톡스

장내 미생물 불균형으로 인해 생기는 증상

다이어트와 디톡스

어디서부터 디톡스를 시작해야 할까?

식단을 바꿔라

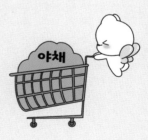

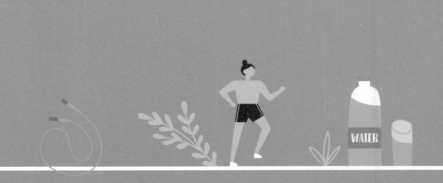

PART 1

마이크로바이옴이란 무엇일까?

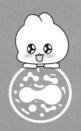

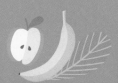

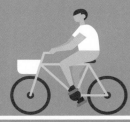

왜! 마이크로바이옴이 문제?

Microbiome **01**

마이크로바이옴의 이해
왜 중요한가?

최근 다양한 언론과 연구자 그리고 학자들이 건강한 몸을 유지하기 위해서는 인체에 우리와 함께 공생하는 '마이크로바이옴'을 챙겨야 한다는 말들을 많이 한다. 그럼 '마이크로바이옴'은 무엇이며 이를 챙기는 것이 '왜 중요한지, 어떻게 관리해야 하는지, 무엇이 필요한지' 하나씩 하나씩 살펴보자.

마이크로바이옴을 전문적으로 표현하면 미생물microbe과 생태계

biome를 합친 말로 인간의 몸에 우리와 함께 살고 있는 다양한 미생물과 그 유전자를 일컫는 말이라고 보면 된다. 이것을 좀 더 쉽게 이야기하면 우리가 알고 있는 영양제 중에 '프로바이오틱스'가 있다. 프로바이오틱스는 우리 몸이 필요로 하는 유익한 균을 말한다. 이 '프로바이오틱스'나 유산균, 발효, 미생물 등 이런 것을 통칭해서 '마이크로바이옴'으로 이해하면 된다.

우리 몸에 마이크로바이옴이 얼마나 많은지 물어본다면 동요 가사를 인용해서 표현이 가능하다. 우리나라 노랫말 중에 이런 가사가 있다. '머리 어깨 무릎 발 무릎 발'

마이크로바이옴이 딱 이렇다. 우리 몸에 거주하고 있는 이 '마이크로바이옴'이라 하는, 눈에 보이지 않는 작디작은 미생물들은 머리부터 발끝까지 각기 그 생긴 형태가 다 다른 것들이 거처를 삼고 포진해 있다. 인체의 장, 입, 피부, 얼굴 등 인체 부위에 따라 살고 있는 미생물의 종류가 다르다고 하니 참 방대하지 않은가?

그러면 우리 몸에는 얼마나 많은 미생물들이 살고 있을까? 한 사람의 장 속에는 지구 전체에 살고 있는 인구수보다 무려 10만 배 이상이나 더 많은 마이크로바이옴이 살고 있다. 장 표면적은 테니스 코트를 3개 이상을 합친 면적보다 크다. 장내 마이크로바이옴의 무게만 따져도 최소 1.5~2kg에 가깝다. 이 마이크로바이옴들은 사람이 스스로 해내지 못하는 일을 슈퍼맨처럼 척척 해내는 다양한 존재들이다.

우리가 먹는 음식을 소화시키는 일부터 각종 바이러스를 몰아내는 방위군 역할, 비타민 합성과 우리가 섭취하는 음식물에서 비타민 등 영양소들을 분리해내는 일 등 많은 일을 해낸다. 그뿐인가, 음식물에 있는 독소를 해독하기도 하고, 인체 내 염증도 방어한다. 또한 장내 마이크로바이옴의 대사물질인 단쇄지방산SCFA : 프로피온산·뷰티릭산·아세트산, 박테리오신 등을 생성해 장내 환경 및 지방분해 등 인체의 여러 문제에 관여하기도 한다.

비만의 주범이 비만균이라는 연구결과가 발표된 이후에는 다이어트의 핵으로 마이크로바이옴이 떠오르고 있고, 요즘은 피부 마이크로바이옴이 중요하다는 것이 알려지면서 모든 화장품 기업들이 마이크로바이옴을 활용한 화장품 개발에 열을 올리고 있기도 하다.

음식에서부터, 다이어트, 이제는 바르는 화장품에 이르기까지 그 끝이 어딘지 알 수 없는 마이크로바이옴이 이제는 감정까지 좌우한다고 알려지고 있어서 우리에게는 없어서는 안 될 중요한 존재로 자리매김하고 있다.

그런데 사는 환경에 따라, 먹는 음식에 따라, 인종에 따라 모든 사람이 각기 다른 마이크로바이옴 생태계를 가지고 있기에 지금부터 어떻게 관리해야 하고 무엇을 필요로 하는지, 그리고 근본적으로 장이 왜 중요한지 알아볼 필요가 있다.

우선 언론이나 뉴스를 보다 보면 유산균과 관련된 다양한 단어들이 폭발적으로 쏟아져 나온다. 이를 하나씩 이해하려다 보니 이 말이 저 말 같고 저 말이 이 말 같은 웃지 못할 상황이 생긴다. 여기에서는 단어에 대한 이해를 확실하게 짚고 넘어가는 시간을 가져보도록 하겠다. 가장 많이 들으면서도 헷갈리는 단어들이다.

마이크로바이옴의 활용 분야 매핑

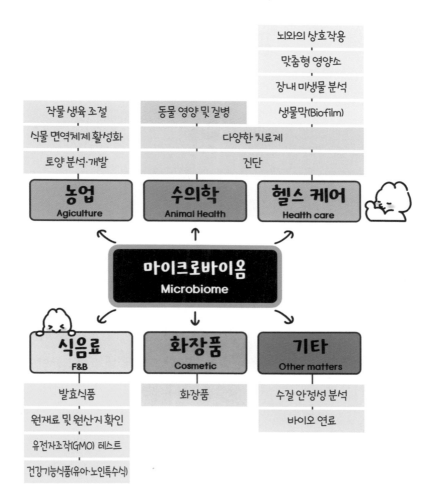

뇌와의 상호작용

맞춤형 영양소

장내 미생물 분석

생물막(Biofilm)

작물 생육 조절 | 동물 영양 및 질병

식물 면역체제 활성화 | 다양한 치료제

토양 분석·개발 | 진단

농업
Agiculture

수의학
Animal Health

헬스 케어
Health care

마이크로바이옴
Microbiome

식음료
F&B

화장품
Cosmetic

기타
Other matters

발효식품

원재료 및 원산지 확인

유전자조작(GMO) 테스트

건강기능식품(유아·노인특수식)

화장품

수질 안정성 분석

바이오 연료

유산균, 유익균, 유해균, 중간균, 프로바이오틱스?

제목에 나온 단어들은 용어는 다르지만 다 같은 우리 몸에 서식하는 마이크로바이옴미생물이라는 점에서 같은 의미라고 생각하면 편하다.

조금 더 정확하게 이야기하면 '유익균' 안에 유산균이나 '프로바이오틱스'가 포함되어 있다고 생각하면 된다. 인체에 필요한 '유익균'에는 '유산균' 말고도 수많은 균들이 있지만 그중에 대표적인 균이 '유산균'이기 때문에 방송에서 '유산균'이라고 많이 표현되기도 한다.

여기에서는 마이크로바이옴을 미생물, 세균, 유익균, 유해균, 중간균, 유산균, 프로바이오틱스 등 여러 가지 용어로 표현할 것이다. 그러므로 위의 용어들이 나오면 마이크로바이옴으로 이해하면 된다.

그럼 지금부터 알쏭달쏭 한 '마이크로바이옴' 용어들을 정리해보자.

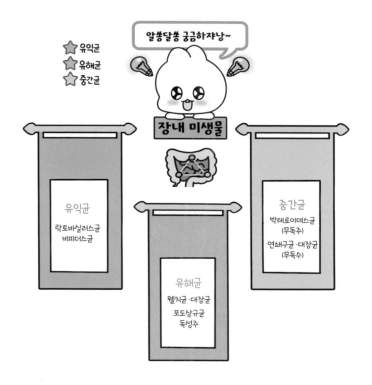

프로바이오틱스 PROBIOTICS

세계보건기구WHO에서 '프로바이오틱스'를 '적정량을 섭취했을 때 건강에 도움을 주는 살아 있는 생균'이라고 정의했다. 이 살아 있는 '생균'들은 장에 도달해 장 점막에 부착되어 장 속에 살고 있는 유해 균을 감소시키고 유익균을 증가시키며 장내 환경 개선 및 장내 미생 물 균형에 도움을 준다. 이러한 살아 있는 생균은 젖산과 항균물질을 만들어내어 장내 환경 개선 및 면역력 증강에 도움이 된다.

다시 말해서 몸에 좋은 유익균이 증가하게 되면, 몸에 해로운 유해균이 줄어드는 원리이다. 그렇다고 장내 유익균만 존재하고 유해균은 없다면 그 또한 문제이다.

예를 들어 자폐나 뇌 질환를 앓고 있는 사람들의 사례를 보면 장내 유익균은 많은데 유해균은 거의 없는 경우를 볼 수 있다. 이런 것을 볼 때 유해균의 역할도 무시할 수 없다는 것이다. 그러므로 유익균과 유해균이 장 속에서 균형을 이루고 있는 것이 중요하다는 것을 알수 있다.

프리바이오틱스 PREBIOTICS

우리가 배가 고프거나 허기가 질 때 맛있는 음식을 먹듯이 장 속에 거주하고 있는 장내 미생물프로바이오틱스에게도 먹이를 주어야 하는데 이 먹이를 '프리바이오틱스'라고 한다.

다시 말해 장 속에 살고 있는 미생물들도 먹고 살아야 하기에 우리가 섭취하는 식품들이 유익균의 먹이이면 유익균들이 증가하고, 유해균들의 먹이이면 유해균들이 증가하게 되는 셈이다. 그러므로 우리가 무엇을 먹느냐에 따라 장 속 환경이 달라지게 된다는 것이다.

그렇다면 우리가 어떤 것을 섭취할 때 유익균들이 증가해 장 속 환경이 개선될 것인가? 그것은 바로 '프리바이오틱스'이다. 이 '프리바이오틱스'가 유익균들의 먹이가 되는데, 식이섬유나 올리고당 등이 대표적인 장내 유익균의 먹이라고 말할 수 있다. '프리바이오틱스'를 식품이나 건강기능식품 형태의 제품으로 섭취함으로써, 장 속 미생물의 성장과 활동을 촉진시켜 건강에 좋은 효과를 나타나게 하는 것이다.

야채를 먹으면 건강해진다는 말은 다시 말해서 내 몸속에 살고 있는 유익균들을 건강하게 한다는 의미를 가지고 있다. 그러므로 자녀들이 야채 먹는 것을 싫어하면 자녀의 몸속에 유해균이 많은 것을 의심해봐야 한다. 이유는 장 속에 살고 있는 균에 따라 먹고 싶은 음식이 달라지기 때문이다.

신바이오틱스

신바이오틱스, 포스트바이오틱스, 파라바이오틱스, 메타바이오틱스는 유산균 제품을 제조하는 제조사들에 의해 만들어진 신조어라고 생각하면 이해가 쉽다. 자신들의 기술이 남들보다 앞서 있고 뛰어남을 자랑하기 위해 너도나도 신조어를 만들어서 우리 제품이 더 앞선 기술의 제품이라고 포장하다 보니 이런 신조어들이 생겨나게 되었다.

신바이오틱스는 유익한 미생물인 프로바이오틱스와 프리바이오틱스를 합친 합성어이다. 쉽게 표현해서 프로바이오틱스와 프로바이오틱스의 먹이인 프리바이오틱스를 합쳐놓은 것이 바로 '신바이오틱스'라고 이해하면 된다.

신바이오틱스 제품을 선택하는 것도 좋지만 개인적으로는 본인의 건강 상태에 맞는 신선한 야채와 과일, 그리고 견과류를 적정량 먹는 것을 추천한다.

포스트바이오틱스

우리가 음식을 섭취하고 이 영양분을 통해 에너지를 만들어서, 이 에너지원으로 살아가게 된다. 그렇듯이 미생물들도 자신들의 먹이를 먹고 나서 다양한 물질들을 만들어낸다. 그 물질들을 대사물질이라고 한다.

장내 미생물은 체내의 소화 효소가 분해하지 못하는 음식물을 소화시키는 기능부터 뇌 활성 물질인 GABA, 단쇄지방산, 비타민 합성, 세로토닌 생성 등 너무나 중요한 일들을 하고 있다. 이렇게 장내 세균이 활동하면서 만들어낸 대사 물질과 효소를 '포스트바이오틱스'라 한다. 그러나 정확하게 표현하면 대사물질이라고 보기보다는 유산균 배양건조물을 포함했다는 것이 좀 더 맞는 표현이다. 다시 말해서 '포스트바이오틱스'는 '신바이오틱스'와 '유산균 배양건조물'을 포함한 것을 가리키는 신조어라고 보면 된다.

파라바이오틱스

파라바이오틱스라는 단어는 생소한 분들이 많을 텐데, 미생물들이 불활성화된 것, 즉 활동하지 않는 죽어 있는 균의 형태라고 생각하면 된다. 이를 사균체라고 표현한다. 우리는 '살아 있는 '생균'만 무조건 많이 섭취하면 좋다'라고 생각하는 경향이 많다. 하지만 사균체도 우리 몸에서 하는 역할이 많다.

사균체에 대한 연구는 전 세계적으로 오랜기간 이루어졌으며 이에 대한 수많은 논문들이 그것을 증명하고 있다. 국내에서는 아직 사균체에 대한 연구가 활발하게 진행되지 못하고 있지만 일본 같은 경우만 해도 사균체의 연구가 활발히 진행되어 왔다. 그 결과로 사균체가 우리 몸에 미치는 영향들에 관한 논문도 상당수 있다. 우리나라도 조금 늦긴 했지만 사균체의 연구들을 여러 차원에서 진행하고 있으며, 앞으로도 이 사균체에 대한 연구 결과들이 더욱 많이 나올 것으로 예상된다.

장내에 서식하는 유해균은 장, 간에 내독소로 작용한다. 사균체는 장내 유해 독소를 몸 밖으로 배출하는 역할을 하며, 설사에도 도움을 준다. 또한 생균들의 먹이가 되기도 하며, 인체 면역 물질인 사이토카인, 인터루킨 등의 분비에도 도움을 준다. 특히 사균체는 많은 양을 섭취해도 문제가 되지 않으므로 생균뿐 아니라 사균체도 많이 섭취할 것을 권장한다.

메타바이오틱스

요즘 인터넷을 검색하면 워낙 많은 프로바이오틱스들이 있어서 무엇이 좋은 것인지 구별하기 힘든 것이 현실이다. 특히 제조사마다 자신들이 만드는 제품이 최신 제품이고 3세대부터 5세대까지 좋은 말들은 모두 붙여놓아 홍보하고 있기 때문에 소비자들은 이 신조어들을 이해하기조차 힘들다.

'파라'에 이어서 이제는 '메타바이오틱스'라는 신조어가 나왔다. 이 메타바이오틱스는 신바이오틱스프로바이오틱스+프리바이오틱스와 미생물들의 대사산물유산균 배양건조물을 합한 것에 사균체를 더한 것이다. 간단히 표현하면 프로바이오틱스 + 프리바이오틱스 + 배양건조물 + 사균체파라바이오틱스를 모두 더한 개념이다.

멀티바이오틱스

마지막으로 최근에 가장 핫한 신조어인 '멀티바이오틱스'가 있다. 개인적으로는 이 '멀티바이오틱스'가 우리가 진정으로 섭취해야 할 제품이라 추천하고 싶다. 그 이유는 기존의 제품들은 대개 유산균만을 포함하고 있었다면, 이 '멀티바이오틱스'는 유산균 외에도 효모균, 고초균 등 여러 가지 유익균들을 다양하게 포함하고 있기 때문이다.

우리 장 속에는 수천 가지의 미생물들이 살고 있다. 그러므로 조금

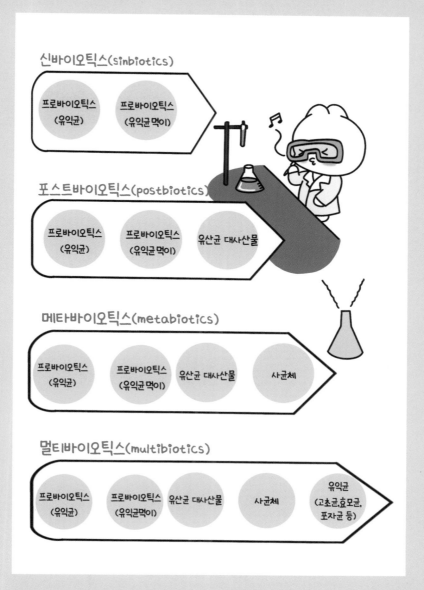

더 다양한 미생물들을 섭취하는 것이 우리 장 속 미생물들의 균형을 잡는 데 더욱 중요하다. 실제로 단일균주보다는 복합균주, 즉 여러 가지 유익균을 함께 섭취하면 그 효과가 배가되기 때문이다.

또한 여기에 프로바이오틱스의 먹이인 프리바이오틱스와 대사산물 그리고 사균체까지 모두 포함한 것이 멀티바이오틱스이다. 간단히 표현하면 프로바이오틱스유산균, 효모균, 고초균 등 다양한 유익균 + 프리바이오틱스 + 배양건조물 + 사균체파라바이오틱스를 모두 더한 것이다.

장내 미생물이란?

    장내 미생물은 말 그래도 우리 몸의 소화기관인 장에 존재하는 미생물들을 말한다. 인체에는 38조 개 이상의 미생물이 서식한다고 알려져 있는데 이 중에서 70% 정도인 대다수의 미생물들이 장 속 소화기관에 살고 있다. 다양한 미생물들이 점막 위에 포진해 있는 모습이 꽃과도 닮았다 해서 '장 플로라'라고 표현하기도 한다.

    그렇다면 이 미생물들이 왜 장 속에 이렇게 많이 포진되어 살고 있는 것일까? 조금만 생각해보아도 그 이유를 쉽게 알 수 있다. 우리가 섭취하는 음식물들이 모이는 곳이 어디인가? 바로 소화기관이다. 이 음식물들은 소화 효소로 인해 분해되기도 하고 분해되지 못한 음식물들과 같이 장으로 모두 모여진다.

    이때 장내 상황을 한번 생각해보자. 소화된 음식물들과 소화되지 못한 식이섬유들 그리고 수많은 바이러스들, 이런 모든 것들이 모여 있는 곳이 바로 장인 것이다. 이 안에는 미생물들의 먹이도 풍부하고 미생물들이 싸워야 할 적들도 많고 그리고 보호해야 할 성벽도 있다. 이렇게 영양분과 중요한 것들이 한곳에 포진된 이곳이 바로 미생물들이 살고 있는 터전이다.

이곳에 미생물들이 적게 살고 있다면 우리 몸은 어떻게 될 것인가? 그 많은 바이러스는 어떻게 막을 것이며, 성벽은 또 어떻게 지킬 것인가? 또한 미생물들의 먹거리가 넘쳐나는데 이것은 다 누가 소화하고 분해해 좋은 영양분을 뽑아낼 것인가? 이런 이유 때문에 장 속에는 미생물들이 많을 수밖에 없는 것이다.

장 속에 거주하는 장내 미생물은 그 다양성이 매우 중요하다. 백 번 강조해도 부족함이 없다. '멀티바이오틱스'를 설명할 때 이야기했듯이 장 속에는 수많은 종류의 미생물들이 서식하고 있으며 이 다양성과 수가 매우 중요하다고 할 수 있다.

성별이나 나이를 가리지 않고, 남녀노소 가릴 것 없이 우리 몸속에 거주하는 장내 미생물의 종류가 최소 500~1,000종 이상의 다양한 균주를 장 내에 가지고 있어야 한다. 이런 미생물들이 균형을 이루고 장 속에서 생존할 때 비로소 내 몸은 건강한 상태가 된다.

우리 몸에는 장 속 미생물들을 위한 비밀 장소도 마련이 되어 있다. 우리가 흔히 맹장이라고 부르는 '충수'인데, 대장 끝에 달린 조그만 꼬리 같은 기관이라 오랜 기간 동안 필요 없다고 생각해서 수술로 절개하는 사례가 많이 있었다.

건강과 다이어크의 핵심은 마이크로바이옴

그런데 미국 듀크 대학교 연구팀의 실험결과로 나타난 사실은 이곳이 유익한 미생물들이 모여 있는 공간이라는 사실이다. 이것이 밝혀지면서 우리가 어떤 잘못을 해왔었는지를 인식하는 계기가 되었다. 설사 같은 병이 나서 장 속의 미생물들이 모두 비워질 때, 일부 미생물들이 충수에 숨어 있다가 병이 낫고 나면 장 속을 다시 차지하게 된다. 그러나 충수를 절개한 사람들은 유익한 미생물들이 빠르게 형성되지 못한다. 우리가 모르고 행했던 일들의 결과로 위험을 자초한 셈이다.

이렇듯 눈에는 보이지 않지만 수없이 다양한 일을 도맡아하는 장내 미생물을 제대로 구축해야 우리 몸이 원활하게 작동할 수 있다.

나의 먹는 습관이
장내 미생물을 바꾼다

평상시 맛있는 음식을 먹고 난 후 갑자기 찾아오는 복통이나 생각지도 못한 장의 불편함으로 인해 소화제를 사 먹은 기억이 있는가? 만약 그런 경험을 했다면 당시 어떤 음식을 먹었는지 생각해보자. 해답은 내가 먹은 음식 안에 있다.

우리의 소화기관은 매일매일 다양한 음식을 통해 외부 세계와 만나고 있다. 만약 집에서 쉬고 있는데 이름 모르는 사람이 노크도 하지 않고 덜컥 문을 열고 갑자기 들어온다면 얼마나 놀랄까? 우리의 소화기관도 같은 느낌을 받지 않을까 하는 생각이 든다.

의학의 아버지라 불리는 히포크라테스는 이런 말을 남겼다. "음식으로 고칠 수 없는 병은 약으로도 고칠 수 없다! 모든 병의 원인은 장으로부터 나온다." 그만큼 과거 오랜 시절부터 장이라고 하는 인체 기관은 너무나도 중요하게 인식되어 왔다.

그런데 현대에 들어서면서 의학이 발전하고 제약이 발전하면서 우리 몸이 가지고 있는 기본적인 능력은 무시된 채 병원과 약을 맹신하는 모습들이 일상생활 속에 만연해 있다. 따라서 생활습관으로 인해 발병이 되었다면 나의 평상시 생활환경과 행동은 어떠한지 하나씩 하나씩 점검해볼 필요가 있다.

잘못된 생활습관을 고치고 좋은 습관을 몸에 적용 및 적응시키는 것이 가장 우선시되어야 하지만 눈앞에 보이는 치료만을 생각하고 이를 벗어나기 위해 약이나 주사로 몸 상태를 조절한다면, 우리 몸 스스로가 가진 자가 치유 능력이 약해질 수밖에 없다. 필자의 생각은 꼭 약을 써야 한다면 부차적으로 도움을 줄 수 있는 용도로서 활용하기를 적극 권유하고 싶다.

특히나 우리 장 속에 거주하고 있는 장내 미생물들은 내가 행하는 행동에 따라 시시각각 1분 1초가 다르게 환경이 변화한다. "에이~ 무슨 말도 안 되는 소리를!" 하고 반문할 수 있다. 그러면 예시를 통해 같이 한번 생각을 해보자.

지금 눈앞에 맛있게 지글지글 소리를 내며 익어가는 최고급 스테이크가 있다고 생각해보자. 부푼 기대감을 안고 한입 왕창 베어 무는 순간, 고기의 담백함과 향긋함이 입안 가득 느껴지는 게 아니라 고기의 비릿한 맛과 상한 향이 느껴진다면 어떻겠는가?

고슬고슬한 쌀밥과 함께 다양한 재료를 김에 돌돌 말아 만드는 김밥. 대한민국 남녀노소 누구나 좋아하는 음식이다. 그런데 이 김밥은 특히 여름철에 관리를 잘해야 한다. 더운 날씨에 자칫 방치해놓으면 쉽사리 상하기 일쑤다.

배가 고파 눈앞에 보이는 김밥을 한입 베어 무는 순간! 참기름의 고소함과 다양한 재료의 향연이 입안에서 펼쳐지는 것이 아니라 식초 같은 시큼털털한 맛이 난다면? 심지어 이런 김밥을 먹으면서 '나는 괜찮아'라며 자신 있게 먹었다가 배탈이 나버린다면? 이런 상황일 때 나의 장 속에서는 어떤 일들이 벌어지고 있는지 생각해보자.

상한 음식 속에 들어 있는 여러 가지 바이러스들이 장 속으로 침투했다. 이때 나의 몸속 장에서는 미생물들과 바이러스들, 그리고 유익균과 유해균의 전쟁이 벌어진다. 장내에 유익한 균들이 우세하다면 이 싸움은 유익균의 승리일 것이다. 그러나 장내에 유해균들이 우위를 점하고 있는 상황이라면 어떤 상황이 벌어질까? 화장실 변기가 눈앞에 아른거린다.

이렇듯 우리 몸 안에 거주하고 있는 장내 미생물들은 다양한 음식과 환경 변화에 민감하게 반응하며 시시각각 변화를 일으킨다. 뒤에서 조금 더 깊게 다룰 내용이지만 항생제, 가공식품, 다양한 합성향료, 미세먼지 등 미생물을 교란시키는 환경들은 우리 주변에 너무나도 많다.

나의 하루 중 장내 환경을 뒤바꿔주는 생활 습관은 무엇이 있는지 한번 생각해보고 잘못된 부분이 있다면 개선을 어떻게 해야 할지 이 책을 통해서 한번 살펴보도록 하자.

건강과 다이어크의 핵심은 마이크로바이옴

우리 몸을 이롭게 하는 유익균과
장내 균형을 무너뜨리는 유해균은?

우리 몸의 장내에는 다양한 미생물이 각자의 자리에서 균형을 맞춰가며 공생해가고 있는데 이를 유익균, 중간균, 유해균이라고 칭한다. 아마도 유익균과 유해균은 많이 들어봤겠지만 중간균은 생소할 수 있다. 중간균은 말 그대로 중립을 지키는 균이다. 다른 말로는 박쥐균이라고도 한다. 그 이유는 중간균이 유익균의 비율이 높으면 유익균에 붙고, 반대로 유해균의 비율이 높으면 유해균으로 붙게 되기 때문이다.

유익균은 대체적으로 인체 대사와 관련된 소화나 흡수 등 이로운 역할을 많이 도와주는 균주들이고, 유해균은 변비나 설사를 유발하는 악영향을 미치는 균주라고 알려져 있다. 그리고 중간균은 조력자의 역할을 하는데 비율이 더 높은 곳의 균주들의 활동에 도움을 준다.

대체적으로 건강한 장내 미생물 균형을 가지기 위해서는 유익균

소장 내 / 대장 내 사는 균의 이미지

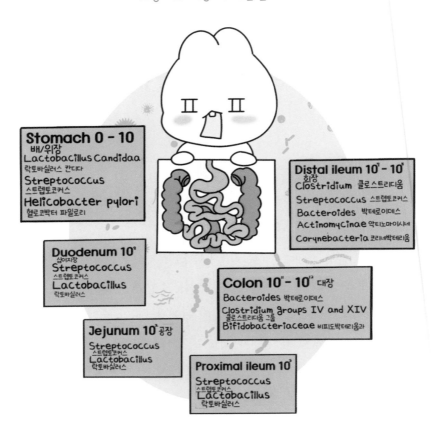

Stomach 0 - 10 배/위장
Lactobacillus Candidaa
락토바실러스 칸디다
Streptococcus
스트렙토코커스
Helicobacter pylori
헬로코박터 파일로리

Distal ileum $10^{11} - 10^9$ 회장
Clostridium 클로스트리디움
Streptococcus 스트렙토코커스
Bacteroides 박테로이데스
Actinomycinae 악티노마이시네
Corynebacteria 코리네박테리움

Duodenum 10^3 십이지장
Streptococcus
스트렙토코커스
Lactobacillus
락토바실러스

Colon $10^{11} - 10^{12}$ 대장
Bacteroides 박테로이데스
Clostridium groups IV and XIV
클로스트리디움 그룹
Bifidobacteriaceae 비피도박테리움과

Jejunum 10^3 공장
Streptococcus
스트렙토코커스
Lactobacillus
락토바실러스

Proximal ileum 10^3
Streptococcus
스트렙토코커스
Lactobacillus
락토바실러스

과 유해균의 비율이 7:3 혹은 8:2가 최적이다. 만일 어느 한쪽이 균형
을 잃고 높아져버리면 장내 미생물의 균형이 무너져서 악영향을 미칠
위험이 높아진다.

건강과 다이어크의 핵심은 마이크로바이옴

연구결과로 보면 우리 몸 중 가장 다양한 종류의 미생물이 사는 곳은 대장으로 미생물의 종류가 무려 4,000종이었다. 또한 입속 치아에 1,300종, 콧속 피부에 900종, 볼 안쪽 피부에 800종, 여성의 질에서 300종의 미생물이 발견되었다. 이렇게 많은 미생물이 균형을 이뤄야 건강할 수 있음은 너무도 당연하다.

평상시 똥 모양만 봐도
건강상태 확인이 가능하다

필자가 우스운 농담으로 항상 하는 이야기가 있다. 햇살이 가득한 아침, 기지개를 쭉 펴며 활기차게 일어나서 화장실을 들어간다. 당신은 승리하고 나왔는가? 아니면 패배하고 나왔는가? 웃자고 던지는 농담이지만 너무나 중요한 질문이다.

머리글에서도 이야기를 잠깐 했지만 30년가량 정상적인 변을 본 적이 거의 없었다. 그러다 보니 화장실이 편하다거나 마음 편하게 앉아 있는 경우가 거의 없었다. 특히나 쏟아낸다는 느낌을 많이 받을 때면 하루가 아니라 일주일의 컨디션이 무너지는 경우가 다반사였다.

이처럼 화장실을 갔다가 뒤돌아 나올 때 무언가 말로 표현할 수 없는 상쾌함을 느끼는 사람이 있고, 불쾌감을 느끼는 사람도 있다. 배변활동이 일상생활 중에서, 아니 인생에서 가장 중요한 부분을 차지한다고 해도 과언이 아니다.

영국 브리스톨 대학의 의사가 개발한 '브리스톨 스케일'이라는 대변 모양의 기준이 있다. 이 '브리스톨 스케일' 도표는 대변의 상태를 확인해볼 수 있는 지표이다. 우리는 이 도표 중 타입 4와 같은 항상 길고 부드러운 바나나처럼 생긴 대변을 봐야 한다. 수분이 부족하거나 장 운동이 너무 과하여도 좋지 않다.

이미 이야기한 것처럼 필자는 장의 상태가 너무나도 민감해 하루에도 10번이 넘게 화장실을 넘나들었다. 변기에 앉을 때마다 쏟아내어지는 기분은 참으로 썩 좋지가 않다. 정확히 쏟아내는 것도 아니고 쏟아내어지는 것이다. 그러니 일상이 편할 수 없다. 이렇듯 장의 활동은 삶의 질에 상당한 부분을 차지한다.

그렇다면 굳이 이렇게 똥에 대한 이야기를 길게 하는 이유는 무엇일까? 아마 영화를 좋아하는 분이라면 〈광해〉라는 영화 중 이 장면을 기억할 수 있겠다.

영화 속 주인공이 매화틀_{나무틀로 만든 변기}에 앉아 볼 일을 시원하고 보고 나면 어의가 그 결과물의 냄새를 맡고, 손가락으로 찍어서 맛도 본다. 영화의 장면을 보면서도 소름이 쫙 올라올 정도로 만약이라도 내가 저 장면의 주인공이 되고 싶지 않았다. 하지만 이는 왕의 건강 상태를 확인할 수 있는 가장 중요한 행동이다. 예로부터 왕의 변은 매화라고 칭하면서 어의들이 왕의 건강을 확인하기 위해 필요한 절차였다고 한다.

이 외에도 과거 민간요법에는 똥도 약으로 쓰인다는 말이 있었고,

Type 1   견과류처럼 분리된 단단한 덩어리들
(배변이 어려움)

Type 2   소세지 모양이지만 단단함

Type3   소세지 같지만 표면에 금이 있음

Type4   소세지 또는 뱀 같고,
매끄러우며 부드러움

Type5   윤곽이 뚜렷한 가장자리의
부드러운 방울들(배변이 쉬움)

Type6 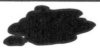   고르지 못한 가장자리의
솜털(거품) 같은 조각들,곤죽같은 대변

Type7   묽은, 단단한 조각이 없음,
전부 액체

《동의보감》에는 이러한 내용도 실려 있다. "똥은 해열작용이 있어서 유행성 열병, 열 때문에 생기는 모든 독과 부스럼, 균독 등을 치료하고, 어혈을 풀어 피를 맑게 하는 데 쓴다." 그리고 이를 '인중황人中黃' 이라 불렀다. 그만큼 예로부터 똥은 너무나도 중요한 일들을 해왔다. 내가 무엇을 먹었는지 단번에 알 수 있는 지표이니 말이다. 이것뿐인가? 시골에 가면 아직도 인분으로 비료를 주는 곳이 있다. 왜일까? 똥안에 땅을 고르게 만들어주는 영양분이 들어 있기 때문이다.

그렇다면 우리가 이상적으로 추구하는 바나나와 같은 곧은 모양의 대변을 보려면 무엇을 해야 할까? 답은 간단하다.

첫 번째로 다양한 음식을 골고루 섭취해야 한다. 옛 어르신 말씀이 틀린 것 하나 없다. 그러나 항상 식사를 하다 보면 여러 가지를 놓고 먹는 것보다는 간편하게 먹는 경우가 더 많다. 특히 요즘 아이들은 편식이 심하다. 내가 먹고 싶은 것만 찾아 먹는다. 이런 편식이 장내 균형을 무너뜨리게 된다. 내가 먹는 음식이 다양해야 장내 미생물군의 종류도 다양해지고 튼튼해지게 된다.

두 번째로 식사를 할 때 식이섬유가 풍부한 음식을 챙겨 먹어야 한다. 변이 고르게 뭉치기 위해서는 식이섬유의 역할이 중요하다. 식이섬유에는 크게 물에 잘 녹는 수용성 식이섬유와 물에 잘 녹지 않는 불용성 식이섬유가 있다.

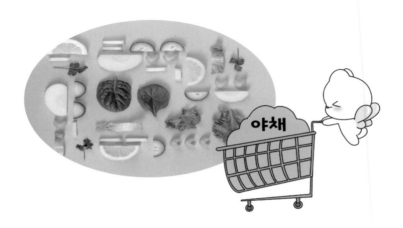

식이섬유의 종류

불용성 식이섬유의 특징으로는 장관 내의 충분한 수분 흡수와 장 내 찌꺼기나 세균의 사체를 얼기설기 뭉쳐지게 만들어서 변의 부피를 늘려주는 역할이 있다. 특히 장의 운동이 활발하게 이루어지게 도와주며 변비 예방에 도움을 준다. 수용성 식이섬유의 경우는 변을 부드럽게 만들어주는 역할을 하며 장내 세균에게 아주 좋은 영양분을 공급해준다.

즉, 변을 잘 보기 위해서는 소화기관 내에서 변의 모양이 잘 만들어져야 한다. 잘 뭉쳐져야 한다는 이야기인데, 최근 식생활의 서구화로 인해 패스트푸드나 튀긴 음식, 냉동식품, HMR가정용 간편식로 인해 점점 식이섬유의 섭취가 줄어들고 있는 추세이다.

스마트폰을 가지고 좋아하는 음식점이나 야식을 찾아서 터치 몇

건강과 다이어크의 핵심은 마이크로바이옴

번만 하면 언제든지 먹고 싶은 음식이 집 앞으로 배달이 된다. 참 좋
은 세상 아닌가? 그런데 이런 편리함이 때로는 개인의 건강을 해치는
지름길로 변할 수 있다.

수용성 식이섬유 베스트 10

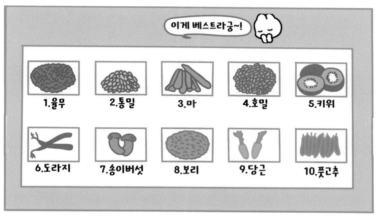

평상시 일일권장량으로 섭취해야 하는 식이섬유의 양은 최소
20~25g이다. 그런데 일반 식사 습관이나, 우리의 식탁에서 가공되거
나 조리되지 않은 식이섬유가 풍부한 음식을 찾는 일은 꽤 어려워지
고 있다. 건강보험심사평가원의 2019년 통계에 따르면 변비 환자가
한 해 약 66만 명에 달한다는 조사도 있다. 이렇듯 어느 때보다도 현
대인들에게는 변비가 만연하고 있다.

배변활동은 인상을 찡그리거나 불만족스러우면 안 된다. 무조건

기분이 좋아야 한다. 왜냐? 삶의 질과 밀접하게 맞닿아 있기 때문이다. 이제부터는 불균형으로 채워진 나의 식탁을 최대한 다양한 색의 음식으로 채워볼 수 있는 노력을 하는 것이 어떨까? 어느 것 하나만 골라서 먹기보다는 이상적인 배변 습관을 가지기 위해, 그리고 나를 위해 충분히 노력할 가치가 있다고 생각한다.

유익균이
무작정 많다고 좋은 것일까?

소장 세균과잉증식

지구라는 행성 안에 수많은 사람과 인종이 거주하고 있는 것처럼 우리 인체에는 머리부터 발끝까지 구석구석 다양한 미생물이 거주하고 있다. 그중에서도 소화기관에 가장 많은 미생물이 거주하고 있는데, 위, 소장, 대장이 대표적이다.

각 장기마다 거주하고 있는 거주자(?)들 또한 다양한 모습을 하고 있는데, 특히나 위에 거주하는 균은 광고를 통해서 많이 들어봤을 것이다. '랄랄라랄라 랄라랄라~ 장까지 살아가는 유산균! 프로젝트 윌!' 위에는 강력한 위산에 버티면서 살아가는 균주 '헬리코박터 파일로리균'이 주를 이루고 있다.

소장은 크게 세 가지로 구분되는데 ①십이지장 ② 공장 ③회장의 순으로 되어 있다. 소장은 특이하게 각 부위마다 조금씩 다른 균주들이 거주하고 있다.

마지막 소화기관인 대장에는 대장균과 비피더스균 그리고 중간균주들이 대체적으로 보인다. 그런데 여기서 잠깐! 대장균에 대한 오해를 잠깐 풀어보겠다. 흔히 "상한 음식을 먹고 탈이 나는 것은 대장균에 감염되었기 때문이다."라는 이야기를 많이 들어왔는데, 이런 이유로 우리는 이 대장균을 나쁜 균이라고 오해하기 쉽다.

그러나 대장균은 좋은 균도 나쁜 균도 아닌 '중간균'이다. 중간균이란 장 상태에 따라 유익균이 되기도 하고 유해균이 되기도 하는 균이다. 따라서 장의 상태가 좋을 때는 장내 발효를 돕는 유익균으로 지내다가 장내 환경이 안 좋아지면 언제 그랬냐는 듯이 변비, 설사, 복통 등을 유발하는 나쁜 균으로 돌변한다.

대장균은 다른 장내 미생물과 함께 대장에 촘촘히 포진해 있다. 인체에 해로운 세균들이 대장에 들어와도 장에 포진하고 있는 유익균들이 많으면, 유해균들이 자리를 차지할 수 없다. 결국, 대장균과 같은 장내 미생물은 세균의 침입을 막는 역할도 하는 것이다. 이뿐 아니라 우리에게 필요한 비타민 K, 비타민 B5, 비타민 B7을 만들기도 한다.

이렇듯 대장균은 대장에 많이 포진되어 있으므로 음식의 부패정도를 검사할 때 오염의 지표로 사용되기도 한다. 음식이나 식당에서 기준치보다 많은 대장균이 발견되면 병을 일으키는 다른 세균에 오염되었을 가능성이 높은 것으로 판단하게 된다.

대장균은 1885년 독일의 의사인 테오도르 에세릭Theodor Escherich

건강과 다이어크의 핵심은 마이크로바이옴

이 발견했다. 대장균은 막대 모양이다. 영양분이 풍부한 환경에서는 길이가 긴 막대모양으로 유지되지만, 영양분이 부족한 환경에서는 구형에 가깝게 길이가 줄어든다.

대장균의 모양들

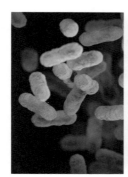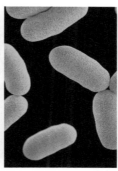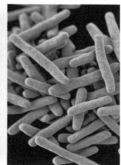

대장균은 다루기 쉬울 뿐만 아니라 실험실에서 쉽게 배양되고 혹시 사람에게 감염되어도 큰 위험이 없어 연구용으로 가장 많이 사용되는 균이다. 또한, 대장균은 증식 속도가 매우 빠르다. 영양분이 충분하면 한 번 분열하는 데 20분밖에 걸리지 않는다. 그러므로 생명공학 분야에서 많이 사용된다.

소장 세균과잉증식
대장은 소화기관 중 가장 많은 미생물이 거주하고 있다. 그런데 만약 잘못된 생활습관으로 인해 대장에 많아야 하는 균의 수보다 소

저포드맵 식품 / 고포드맵 식품 표

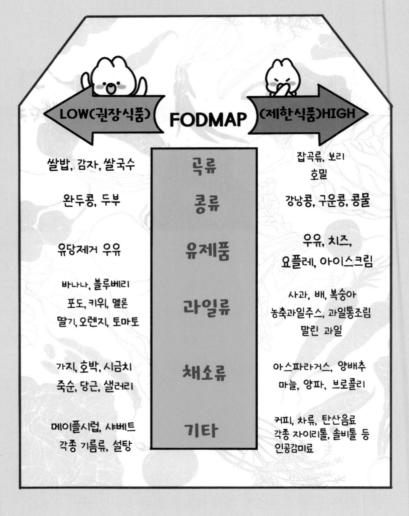

LOW(권장식품) FODMAP (제한식품)HIGH

	곡류	
쌀밥, 감자, 쌀국수		잡곡류, 보리 호밀
	콩류	
완두콩, 두부		강낭콩, 구운콩, 콩물
	유제품	
유당제거 우유		우유, 치즈, 요플레, 아이스크림
	과일류	
바나나, 블루베리 포도, 키위, 멜론 딸기, 오렌지, 토마토		사과, 배, 복숭아 농축과일주스, 과일통조림 말린 과일
	채소류	
가지, 호박, 시금치 죽순, 당근, 샐러리		아스파라거스, 양배추 마늘, 양파, 브로콜리
	기타	
메이플시럽, 샤베트 각종 기름류, 설탕		커피, 차류, 탄산음료 각종 자이리톨, 솔비톨 등 인공감미료

장의 균의 수가 더 많아지게 되어 균형이 무너지는 경우의 문제가 생기게 된다. 이를 소장 세균과잉증식SIBO라고 한다.

상상하기 싫은 상상을 하나 해보자. 이해를 돕기 위한 비유이다. 출근길에 느닷없이 볼일이 급해 화장실에 뛰어갔다. 위급했던 순간을 지나치고 평온한 마음으로 볼일을 시원하게 보고 나온 후 물을 내렸는데 '아차!' 일이 터졌다. 왜 물이 역류하는 것일까? 여기에서는 당혹스러운 그 장면보다는 원인을 찾는 것으로 관심을 옮겨보자.

소장 세균과잉증식의 대표적인 증상으로는 복통과 설사, 속쓰림 그리고 복부 팽만감이 대표적이다. 소장 내의 균이 대장 내의 균보다 많아서 장내 미생물의 균형이 무너지면 위와 같은 증상이 유발된다. 왜냐하면 소장은 대표적으로 소화나 흡수, 후천 면역생성 등 다양한 일들을 실행하는 기관인데, 그 안의 균의 수가 급속히 팽창해버리려면 원래의 기능을 실행하는 데 오류가 생길 수 있기 때문이다.

대체적으로 고탄수화물 식단이나 당이 많이 함유된 식품, 장에서 잘 흡수되지 않고 남게 되어버리는 음식을 섭취하게 되면 소장 내 세균이 비정상적으로 늘어나게 되는 경우가 발생한다.

이러한 음식을 포드맵FODMAP이라고 부르는데, 이 포드맵은 F: 발효당Fermentable, O: 올리고당Oligosaccharide, D: 이당류Disaccharides, M: 단당류Monosaccharide, A And, P: 당알코올Polyols을 합친 합성어 이다. 높은 당분을 함유한 음식을 섭취할 때에는 본인의 장 컨디션을 시시각각으로 확인해가며 섭취하는 것이 가장 바람직하다.

아무리 좋은 음식이어도 각각 개인의 건강 상태에 따라 다르다.

그렇기에 남들이 좋다고 말하는 것이 나에게는 맞지 않을 수 있는 법이다 우리가 평상시 섭취하는 음식 중 포드맵 형태의 당질_{소장 내 흡수가 어려운}을 포함하는 음식은 무엇이 있는지 체크해보자. 그것을 바탕으로 일상 속 부담 없이 챙겨 먹을 수 있는 식재료를 고르는 것도 장내 건강을 지키는 하나의 방법이다.

마이크로바이옴과 면역

Microbiome **01**

마이크로바이옴으로
면역을 키운다

코로나19로 인해 면역에 대한 관심이 상승하고 있다. 광고를 보면 여기저기 모든 것을 면역과 연결하며 그 중요성을 강조하고 있다. 그렇다면 면역은 무엇일까? 마이크로바이옴과 면역은 어떤 연관성이 있을까?

우리 몸에는 외부와 내부의 적들과 맞서 싸워서 이길 수 있는 강력한 군대를 가지고 있다. 이를 '면역'이라고 이야기한다. 인류가 살아오면서 많은 질병과 바이러스를 이겨내고 건재할 수 있었던 이유 중 하나가 바로 자가 면역이다.

　우리 몸에는 다양한 면역 체계가 존재하는데, 인체 면역의 중심이 바로 '장'이다. 이 장은 우리 몸 안에 들어온 이물질이나 바이러스를 제거하고 배출시키는 역할을 하는 대표적인 면역 기관이다. 우선 가장 큰 면적을 차지하는 피부를 시작으로 코와 입 안, 그리고 위 점막 등 수많은 곳에서 외부 침입을 막는 벽 역할을 한다.

　또한 인체 안으로 들어가면 면역세포를 만들어내는 골수, 체내의 바이러스와 노폐물을 제거하는 데 일등공신인 림프 등 인체 전체에 면역기관들이 포진되어 있다. 이렇게 강력한 방어 작용으로 인해 우리는 다양한 병원체를 만나도 쉽게 병에 걸리지 않게 된다.

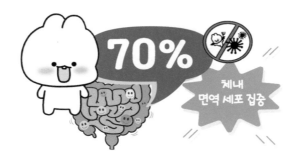

　이 중에서도 장은 인체 면역의 70%를 담당하는 인체 면역의 핵심 기관이다. 그렇기에 장기관 면역을 키우기 위해서는 장내 미생물들이 균형을 이루어야 하고, 특히 다양한 종류의 미생물들이 거주하고 있는 것이 상당히 중요하다.

　　　　　　　　건강과 다이어크의 핵심은 마이크로바이옴

우리의 면역체계는
언제 생성되는가?

우리는 태어나 살아가면서 다양한 환경과 마주하게 된다. 특히나 위험한 외부의 요인으로부터 안전하게 우리의 몸을 지킬 군대가 필요하다. 시시각각 다양한 박테리아와 세균 그리고 바이러스와 마주치게 되는데 이를 방어할 수 있는 면역 체계는 언제 완성이 되는 것일까?

기본적으로 우리 인체의 면역체계는 바로 태아가 출산할 때 만들어지게 된다. 출산과정 중 태아가 산모의 질을 통과하면서 만나는 '세균샤워'가 바로 면역계가 만들어지는 첫 시작이다. 세균샤워란 태아가 산모의 질을 통과할 때에 산도질 주변에 모여 있는 다양한 유익한 균들을 뒤집어쓰고 나오는 것을 말하는데, 이것이 아이의 건강을 책임지는 가장 큰 첫 번째 척도가 된다.

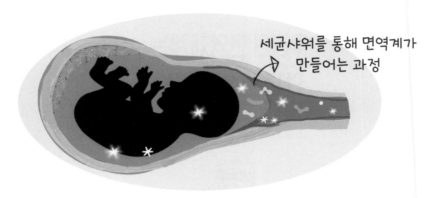

세균샤워를 통해 면역계가
만들어지는 과정

　태아는 엄마의 배 속을 벗어나 세상을 마주하는 순간 엄청나게 많은 미생물들을 맞이하게 되는데, 이때 엄마의 산도를 통과하면서 세상에서 가장 큰 선물을 받는다. 그것이 바로 미생물이다. 머리, 어깨, 무릎, 발부터 시작해 각종 신체기관과 내장기관까지 짧은 시간 안에 미생물이 우리 몸을 점거한다. 이를 통해 인간은 세상을 살아가면서 미생물과 멀어질 수 없는 관계임을 새삼 느끼게 된다.

제왕절개로 태어난 아이는
무조건 미생물 균형이 무너질 수밖에 없는가?

그렇다면 피치 못할 상황으로 인해 제왕절개로 태어난 아이는 장내 미생물이 건강과는 가까워질 수 없는 것일까? 정답은 '아니오'다.

많은 사람들이 장내 생태계는 한 번 고정이 되어버리면 바뀌지 않는다고 생각하는데 그렇지 않다. 우리 인체의 미생물은 주변 환경에 따라 또는 우리가 섭취하는 영양소에 따라 수시로 변화하게 된다. 물론 우리 몸의 DNA는 한번 정해지면 변화하지 않는다. 그러나 우리 몸의 미생물들은 환경에 따라 변화한다. 그렇기 때문에 이 미생물들을 바로 잡음으로 건강한 생활을 할 수 있다고 본 과학계가 이를 통한 건강을 찾기에 지금도 고군분투하고 있는 것이다.

먹는 음식부터 시작해 운동, 생활환경 그리고 나이가 듦에 따라 미생물의 생태계는 계속 변화한다. 그러나 제왕절제로 태어난 아이가 자연분만으로 태어난 아이보다 장내 미생물 생태계가 좋지 않은 것은

성장하면서 유익균은 줄고 유해균 비중 상승

태아	출산	성인	노년층
무균 상태	유익균 (락토바실러스, 비피도박테리움) 증가	유해균 상승	(중간균) 박테로이데스균 (유해균) 비중 상승

분명하다. 그것은 많은 연구들이 증명하고 있기 때문이다. 그렇다고 실망할 필요는 없다. 제왕절개로 태어났다고 하더라도 모유수유를 통해서, 그리고 균형 잡힌 식습관을 통해 면역 상태가 얼마든지 바뀔 수 있다.

갓 태어난 아이가 모유 수유를 했는지 혹은 분유를 먹고 자랐는지, 평상시 자연식에 가까운 식사를 주로 즐겨 하는지 아니면 가공식품이나 패스트푸드를 즐겨 먹는지에 따라 개인의 미생물 생태계는 즉시 변화한다.

건강과 다이어크의 핵심은 마이크로바이옴

한 방송에서 도심에 사는 아이들의 장내 미생물 생태계와 시골에 사는 아이들의 장내 미생물 생태계를 검사 및 비교하는 실험을 했다. 결과는 예상하듯이 역시나 시골에 사는 아이들이 다채로운 미생물의 종류와 개수를 가지고 있었다. 시골 아이들은 주변에 패스트푸드점이나 유해한 환경 시설을 찾아보기 어려운 생활 속에서 살아가고 있었다. 이렇기에 병원을 찾는 기간이나 횟수도 현저히 차이가 날 수밖에 없었다. 이렇게 장내 미생물의 균형과 종류가 다양하다면 다행이다. 그런데 문제는 반대의 상황이다.

우리의 인생을 미생물 그래프로 보면, 태어났을 때에는 유익균이 활성화되었다가 나이가 들어가며 다양한 환경 속에서 유익균의 수가 점점 감소하는 것을 알 수 있다.

이것은 섭취하는 식품에 따라 더욱 크게 변화할 수 있다. 채식 위주의 전통적 식단을 찾는 사람과 인스턴트, 간편식 위주의 식단을 찾는 사람은 그 상황이 다를 수밖에 없다. 이런 식품섭취와 환경은 우리의 장내 미생물 생태계를 교란시켜서 장내 불균형을 초래하게 된다. 그것은 나이가 들면서 명확하게 구분되기 마련이다.

그렇다면 나이가 들면 모두 이렇게 미생물 상태가 자연적으로 나빠지는 것일까? 답은 그렇지 않다이다. 나이 들어도 장 상태는 유익균이 우세하게 점유할 수 있다. 만약 섭취하는 음식이 식이섬유 위주의 전통적 식단을 유지해왔다면 장내 균형은 유지될 것이다. 물론 쉽지 않은 일이다.

우리가 살고 있는 이 세상은 너무도 바쁘게 돌아간다. 내가 몸에 좋은 것을 찾아 챙겨 먹을 여유를 허락하지 않는다. 이런 세상 속에서는 식사를 하는 것이 아니라 때운다고 표현하는 것이 맞을 것이다. 짧은 식사시간에 간편한 식사를 주로 하다 보니 장내 미생물을 신경 쓸 여력은 존재하지 않는다.

지금의 우리가 살고 있는 시대는 어쩌면 앞의 표보다도 더욱 빠르게 인체 미생물이 불균형으로 가고 있을지도 모른다. 중년이 아닌 어린아이 때부터 장내 미생물 불균형은 우리 삶에 들어와 있다고 보는 것이 맞다.

건강과 다이어크의 핵심은 마이크로바이옴

장내 미생물의 불균형을 만드는 환경과 요인

우리나라 속담 중에 '무소식이 희소식이다'라는 속담이 있다. 아무 소식이 없는 것은 잘 지내고 있다는 말이니 곧 기쁜 소식이나 '다름없다'라는 의미를 담고 있다. 그런데 우리의 먹거리와 일상생활은 무소식이 아니라 희비가 가득한 소식들로 넘쳐나고 있다.

우리가 장을 보기 위해 한 손에 카트를 잡고 마트로 들어가는 것을 상상해보자. 에스컬레이터를 타고 식료품을 사기 위해 식료품 코너 쪽으로 진입을 한다. 이때부터 여러 생각과 눈빛들이 충돌하기 시작하기 마련이다.

만약 당신이 식재료를 고를 때 깐깐하게 고르는 사람이라면 여지없이 물품을 들었다가 났다가 들었다가 났다가를 반복, 또 반복하며 무한 반복을 할 것이다. 왜 이런 행동을 하는 걸까?

한눈에 봐도 먹기 좋고 맛좋은 음식들이 즐비해 있는데 왠지 마음이 선뜻 동하지 않게 된다. 이유는 바로 원재료에 적혀 있는 성분들이나 재료들 때문이다. 알면 선택하기 주저되는 음식이 적지 않다.

그러나 일반적으로 장 보는 장면은 이와는 많이 다르다. 아무런 의구심 없이 내가 먹기 편한 음식들을 카트에 손쉽게 담는다. 이것이 우리가 흔히 장을 보는 모습이 아닐까?

우리가 평상시에 먹고 싶은 음식을 떠올리다 보면 내가 좋아하는 음식을 주로 찾는 편이다. 당연히 내가 먹고 싶은 음식을 사 먹지 무슨 잘못이 있나, 생각하시는 분들이 있을 것이다. 그러나 자신이 음식을 고르는 것을 한번 깊이 생각해보자. 당신은 평상시 음식을 고를 때 당신이 좋아하는 음식을 선택하는 편인가? 아니면 당신의 몸이 좋아하는 음식을 선택하는 편인가?

마트 내 식료품 코너를 돌면서 제품 뒷면을 쭉 살펴보다 보면 필자는 이 한 문장으로 표현한다. "먹을 음식이 없다." 과연 무엇을 먹을 것인가 질문해본다!

추천 도서

❶ 《2060 나 뭐 먹고 살지?》(이기수. 김소연)
❷ 《이기는 몸》(이동환)
❸ 《환자혁명》(조한경)

'공장 맛 음식'이 너무나 많다

물론 간편하게 먹을 수 있는 음식은 너무나도 편하고 좋다. 입이 즐거워야 인생이 즐거워지는 것도 맞다! 안타깝게도 이런 제품들이 건강까지 생각하면서 나오지는 않는다. 당연히 몸을 이롭게 하는 음식을 만들기 위해서는 재료비가 비쌀 수밖에 없으니까 말이다. 더욱 싸게, 그리고 더욱 자극적으로, 이것이 바로 요즘 식품들의 형태이다.

그런데 우리의 선입견과는 달리 몸을 이롭게 하는 재료를 큰돈을 들이지 않고도 구매할 수 있다. 이제 시선을 돌려 신선 식품 코너로 넘어가보자.

오늘 아침 배송된 싱싱한 과일과 야채부터 다양한 생선과 고기들이 한눈에 들어온다. 약간의 불편함과 수고로움을 감내한다면 우리는 분명히 내 몸이 좋아하는 음식을 선택할 수 있다. 무엇을 선택할 것인가? 내 몸이 좋아하는 식품! 아니면 내가 좋아하는 식품! 혹시 자극적인 것이 당기는가?

이제 선택은 당신에게 달렸다. 나의 장을 망가뜨리면서 뇌의 즐거움만을 좇는 식품을 찾을 것인지, 아니면 조금의 수고를 통해 나와 공생하는 장 속 미생물과 식사의 즐거움을 함께 찾을 것인지 말이다.

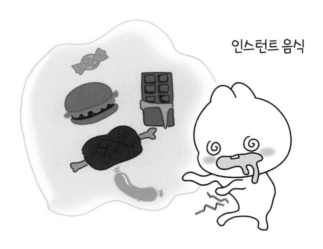

인스턴트 음식

그럼 지금부터 우리 일상생활 속에서 깊숙이 들어와 있는 몸의 균형을 무너뜨리는 환경에는 어떤 것들이 있는지 하나씩 살펴보자.

건강과 다이어크의 핵심은 마이크로바이옴

항생제를 피하라

병원을 가서 처방을 받을 때 항상 빼놓지 않고 처방전에 적혀 있는 글자가 있다. 그것은 바로 '항생제'이다. 지금은 많이 줄어들었다고 이 야기하지만 그래도 항상 빼놓지 않고 처방전에 적혀 있는 존재이다.

1차 세계대전 이후 수없이 많은 사람의 목숨을 살린 존재이며 급 성 감염에 대항할 수 있는 중요한 존재다. 1929년 스코틀랜드 생물학 자인 알렉산더 플레밍의 우연치 않은 발견으로 인해 세상에 빛을 보 게 된 이 미생물이 만든 물질은 많은 사람의 목숨을 살리는 아주 귀중 한 역할을 해왔다. 그런데 이 항생물질페니실린을 발견한 알렉산더 플 레밍이 1945년 노벨상 수상 직후 강연에서 이러한 말을 남겼다.

"누구든지 가게에서 페니실린을 살 수 있는 날이 올 것이다. 그렇게 된다면 무지한 사람들이 쉽게 약을 복용하는 위험한 상황이 발생 할 것이다. 몸 안에 있는 세균이 약물에 노출됨으로써 그 세균이 내성을 가질 것이다."

과학의 발전과 문명의 발전으로 인해 편리함이 가득한 이 시대. 질병이라는 이름 앞에 우리는 쉽게 언제 어디서든지 항생제를 찾아볼 수 있다. 물론 위급한 상황에서 사용되는 항생제는 이로운 것이다. 하지만 굳이 항생제를 사용하지 않아도 되는 상황에 항생제를 자주 투여한다면 내 몸에서는 어떠한 일들이 일어날까?

첫 번째로 다양한 장내 미생물이 거주하고 있는 우리 몸과 장의 마이크로바이옴 생태계에 핵폭탄을 떨어뜨리는 행동을 하는 것이다. 우리 인체는 다양한 미생물이 거주하는 공간이다. 평상시 내가 건강한 삶을 살아갈 수 있도록 다양한 세균들이 몸 안에 불철주야 열심히 활동을 하고 움직이고 있다.

그런데 항생제는 내 몸에 이로운 작용을 하는 좋은 균과 나쁜 균을 가리지 않고 무차별로 죽이는 힘을 가지고 있다. 특히나 무분별한 항생제 과다복용으로 인해 우리의 마이크로바이옴 생태계는 오랜 시간 없어지지 않는 깊은 상처를 받는다.

예를 들어 영유아 때부터 항생제를 복용하기 시작했다면 성인이 되어서도 장내 미생물 구성에 균형이 깨지게 된다. 감기나 가벼운 염증은 약 없이도 자체 면역으로 충분히 우리 몸이 극복해낼 수 있다. 하지만 영·유아 시절부터 약물의 오남용으로 인해 장내 미생물의

건강과 다이어크의 핵심은 마이크로바이옴

균형이 올바르게 만들어지지 않고 깨져버린다
면, 이로 인해 인체 면역계가 무너져
서 '알레르기 질환' 및 자가면역질
환 등에 노출될 가능성이 높아지
게 된다.

여기에 더해 성인이 되어
서도 장내 미생물의 균형이
계속 불균형 상태로 유지가 된
다면, 다양한 질환에 가까워지기 좋은 인체
조건이 된다. 뒤에서 조금 더 깊이 있게 다룰 내용이지만, 장내 미생
물이 생성해내는 세로토닌부터 시작해 비타민 합성, 후천 면역 시스
템 등 다양한 부분에서 어려움을 토로할 수 있다.

> 서울성모병원 이비인후과 김수환, 김도현 교수 연구팀이 2006~2015
> 년 알레르기 질환으로 진료를 받은 19세 미만 소아청소년 562만 명을
> 분석한 결과, 항생제를 한 번도 처방받지 않고 복용하지 않은 그룹과 자
> 주 항생제를 처방받아 복용한 그룹에서의 알레르기 질환 발생 위험의
> 차이가 크게 나타나는 것을 확인해볼 수 있다.
>
> — 〈항생제 남용, 아토피−비염 위험 키운다〉《동아일보》, 2018. 11. 1.)

급한 상황에서 사용되는 항생제와 불필요한 상황에서 사용되어
지는 항생제는 그 의미가 상당히 다르다. 그렇기에 평상시 내 몸의

항상성을 유지시킬 수 있는 올바른 생활 습관을 가지는 것이 가장 중요하다.

두 번째로 생기는 문제는 계속되는 항생제 오남용으로 인하여 생기는 '슈퍼 박테리아'라는 존재다. 우리 몸에는 다양한 미생물들이 거주하며 살고 있다고 이야기를 했다. 그런데 외부에서 침투해온 병원성 박테리아혹은 바이러스를 없애기 위하여 항생제를 자주 복용하다 보면 돌이킬 수 없는 상황에 직면하게 될 수 있다.

병원성 박테리아혹은 바이러스로 인한 잦은 항생제 복용으로 강력한 내성을 가지게 되는 '슈퍼 박테리아'라는 존재는 이미 널리 알려져 있는 이야기이다. 심지어 우리가 먹고 있는 항생제에서부터 각종 동물들에게 투여되는 항생제들까지, 해가 지나면 지날수록 항생제 사용은 늘어나고 있다. 식품의약품안전처에서 발표한 내용에 따르면, 국내에서 축산물과 수산물용으로 사용되는 항생제는 연간 960여 톤에 이른다고 추정하고 있다.

그렇다면 왜 항생제를 맞고 자란 축산물과 수산물을 직접적으로 섭취를 하면 안 되는 걸까? 바로 세척 후에도 남아 있는 항생제 성분 때문에 그렇다. 우리는 대개 야채나 과일을 고를 때 무농약 제품을 고르는 경우가 많다. 반대로 축산물과 수산물을 고를 때 무항생제로 생육된 제품을 찾는가? 아니면 가격이 싼 제품을 사는 데 급급하게 되는가? 시장의 물가는 날이 갈수록 천정부지로 뛰고 있는 상황에서 어

건강과 다이어크의 핵심은 마이크로바이옴

떤 것을 사야 할지 참으로 고민하게 되는 안타까운 현실이다.

만일 식품 내 잔류 항생제가 가득한 제품을 골라 조리 후 섭취하게 된다면 고스란히 항생제 성분도 함께 먹는 꼴이 되고 만다. 그렇기에 병원에서 직접 항생제를 처방받고 복용하지 않아도 우리는 의도하지 않았던 항생제를 수시로 섭취하고 있는 셈이다.

그렇기에 어떤 상황이든 무항생제를 사용한 축·수산물 제품을 꼼꼼히 따져보는 것을 추천한다. 잔류 항생제의 성분 또한 장내 미생물의 다양성을 없애는 일에 일조할 수 있다. 살아가는 데 있어서 사람에게 음식이라는 존재는 너무나도 중요하다. 내 몸을 건강하게 살리는 음식을 섭취할 것인지 아니면 천천히 건강을 갉아먹는 음식을 섭취할 것인지의 선택은 분명 개인에게 달려 있다. 오늘 장을 볼 때 당신의 장바구니에는 무엇으로 채울지 고민이 되는 부분이다.

Tip

신선 야채를 고를 때 무농약과 유기농을 헷갈려 하는 경우가 많다. 무농약과 유기농은 의미 자체가 다르다.

무농약은 '농약은 사용하지 않으나 화학비료는 추천 시비량의 3분의 1 이내에서 사용해 재배한 농산물'이다. 유기농은 '건강한 토양에서 환경친화적 농법을 통해 생산된 모든 농산물'을 말한다.

유기농과 무농약의 차이는 결국 '화학비료'의 차이다. 만약 무농약 제품을 고른다면 최소한의 화학비료를 사용했기에 먹기 전 꼼꼼한 세척이 필수다.

장내 미생물이
스트레스를 관리한다?

'스트레스는 만병의 근원이다.'

이 말은 사실일까 아닐까? 잠시 스쳐 지나가는 스트레스는 문제가 없겠지만 지속적으로 꾸준하게 받는 만성 스트레스는 문제가 된다.

필자의 경험담을 하나 공유하자면 고등학교 2학년 시절 때 이야기다. 정확히 뜨거웠던 여름이 지나고 단풍이 울긋불긋 옷을 갈아입는 가을로 들어서는 9월쯤이었던 것 같다.

수업시간에 열심히 집중하면서 수업을 듣고 있는데 자꾸만 위가 살살 아파오기 시작하는 것이었다. 그러더니 갑자기 누군가 주먹으로 목을 조르듯이 강렬한 위통이 찾아왔다. 지금도 기억하고 있지만 고개를 들 수 없을 정도의 통증이었고 얼굴이 노랗게 변할 정도로 아팠다.

양호실에 가서도 통증이 계속 이어져서 급히 병원으로 달려갔다. 당시 참지 못할 정도로 아픈 통증을 느꼈기 때문이었다. 진단 결과

'스트레스성 위궤양'이라는 진단명이 나왔다.

　듣는 순간 그냥 허탈했다. '내가 나를 참 옥죄고 살고 있구나.'라는 생각이 고작 18년 된 인생의 뇌리에 박히는 순간이었다. 대개 스트레스를 받으면 많은 사람들이 속이 쓰리거나 무언가 주먹으로 움켜쥐는 느낌을 받는 경우가 있다. 이런 증상으로 병원에 내원해서 진단을 받으면 '스트레스성 궤양' 혹은 '스트레스성 장염'이라는 병명일 경우가 많다.

　우리는 평상시 스트레스를 잘 조절하는 능력이 필요한데, 만일 지속적이고 만성적 스트레스를 계속 받게 된다면 우리의 장내 미생물의 상태는 어떻게 될까?

　장내 서식하고 있는 미생물들은 스트레스를 조절할 수 있는 능력도 가지고 있지만 반대로 과도한 스트레스로 인해 미생물들의 균형이 무너져 악영향을 미칠 수도 있다. 그래서 '과도한 스트레스' 바로 '만성적인 스트레스'를 조절해야 하는 필요가 있다.

　'장내 미생물'과 '스트레스' 사이에는 어떤 연관이 있을까? 표면적으로만 보면 전혀 상관이 없을 것처럼 보이지만, 여러 연구결과들은 두 존재가 의외로 밀접한 관계라는 사실을 알려주고 있다.

　아일랜드의 코르크 대학교Cork University 소속 연구진은 장내 미생물이 사람의 정신 건강, 좀 더 구체적으로 스트레스를 조절할 수 있다는 사실을 발견했다. 실험쥐들이 스트레스를 받았을 때 장내 미생물들이 어떻게 변화하는지를 관찰하는 실험이었다.

연구진은 실험쥐들을 A그룹과 B그룹으로 나누고 A그룹에는 장내 미생물이 자라기 힘든 섬유질이 부족한 가공식품 위주로 먹이를 제공했다. 반면에 B그룹에는 장내 미생물이 서식하기 좋은 섬유질이 풍부한 곡물과 채소 위주로 먹이를 제공했다. 그리고 두 그룹의 쥐들에게 반복적이면서 지속적인 스트레스를 주었다.

그 결과 A그룹의 쥐들은 장내 미생물의 활동량이 약해서 유해균들의 침투를 쉽게 허락한 반면, B그룹에 속한 쥐들의 장내 유익한 미생물들이 활성화되면서 유해한 미생물들과 바이러스들의 침투를 허락하지 않는 것으로 나타났다. 이렇듯 장내 미생물의 활성화는 곧바로 실험쥐들의 스트레스 저항성에까지 영향을 미치는 것으로 나타났다. A그룹 쥐들은 외부에서 강하게 제공되는 스트레스로 인해서 불안증을 보이거나 우울증 증상을 보인 반면에, B그룹 쥐들은 별다른 문제가 나타나지 않은 것으로 파악됐다.

이 외에도 일본 규슈 대학 연구진의 연구를 통해서는 무균쥐가 스트레스에 노출되었을 때 정상적인 미생물의 균형이 이루어진 쥐보다 두 배 가량의 스트레스 호르몬을 분비하는 것으로 나타났다.

우리 몸이 스트레스를 받게 되면 '코르티솔'이라는 호르몬이 분비가 된다. 이 호르몬은 뇌의 시상하부에서 뇌하수체를 통해 부신을 자극해 나오는 호르몬이다. 대개 스트레스를 완화시키거나 대항하기 위하여 분비되는 호르몬이기에 '스트레스 호르몬'이라는 별칭이 붙었다. 여기서 '코르티솔' 수치가 상당히 중요한 맥락인데, 너무 낮아도

문제이지만 지속적으로 높은 수치를 유지하는
만성스트레스가 더욱 문제가 된다.

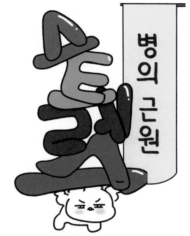

　비유를 하자면 보통 운전하는 사람이
라면 누구나 시원한 바람을 맞으면서 뻥
뚫린 길을 달리는 것을 좋아한다. 기분
전환도 되고 스트레스를 풀 수 있으니
말이다. 그런데 과속과 정속 주행은 딱
종이 한 장 차이다. 고속도로인가, 일
반도로인가에 따라 다르다. 일반도
로에서 100km 이상의 속도로 과
속 주행을 한다면 사고가 날 확률이 상
당히 높아질 것이다. 반대로 고속도로에 일반도로 속도로 주행한다면
마찬가지로 사고가 생길 위험이 높아진다. "소 잃고 외양간 고친다."
는 속담이 있듯이 사고가 생기기 전에 원인을 제거하거나 완화시키
는 것이 중요하다.

　이렇듯 만성 스트레스가 지속되면 자연스럽게 체내에서 장내 미
생물이 거주하는 장 보호막에 상처를 입히게 되고, 미생물의 활동성
을 약하게 만드는 염증성 화학물질을 분비하게 된다. 아무리 튼튼한
성문도 계속 두드리면 무너지듯이 이 화학물질들이 장 보호막을 계
속 공격하면 보호막의 결집력이 약해져서 염증성 물질이 혈관(혈액)
안으로 들어가게 된다. '아니 땐 굴뚝에 연기나지 않는 듯이' 들어가
지 말아야 할 물질이 들어갔는데 당연히 문제가 생기게 된다. 다만 원

상복구시키지 않고 계속 방치시킨다면 몸 곳곳에 다양한 염증 반응이 생길 수 있다.

특히나 우리 몸이 지속적으로 스트레스를 받게 되면 몸의 균형이 무너지게 된다. 가장 자주 겪는 일로 복통이 심하게 찾아오거나 화장실을 급하게 찾는 일들이 생긴다. 혹은 스트레스를 받게 되는 순간이면 나도 모르게 심박수가 빠르게 올라가면서 심장이 두근두근 떨리기 시작한다. 여기서 끝이 아니다. 머리는 어지러워지며 손끝은 덜덜 떨리고 위와 장은 급격하게 위축이 되는 느낌이 들면서 심하면 허리에 통증까지도 밀려올 수 있다.

이미 많은 연구를 통해 알려진 대로 '뇌와 장'이 연결되어 있다는 사실을 밝혀낸 연구들이 지속적으로 쏟아져 나오고 있는 상황이다. 스트레스로 인해 유발되는 위장관의 점막기능, 점액생산, 위장관 운동장애 등 많은 부분들은 이 스트레스와 연결이 되어 있고, 또한 미생물들과 밀접하게 연결이 되어 있다.

평상시 나의 스트레스 관리를 위해 마음을 안정시킬 수 있는 명상이나 호흡법도 효과는 있지만, 궁극적으로 우리 삶 속에서 스트레스는 피하고 싶어도 피할 수 없는 것이다. 피할 수 없다면 이겨내야 한다. 이 스트레스를 이겨내기 위해서는 스트레스에 대응할 수 있는 신체를 만들기 위해 장내 미생물 생태계를 건강하게 유지하는 것이 절대적으로 필요하다. 그렇기에 지금 섭취하고 있는 음식을 한번 돌아보고 스트레스를 방어할 수 있는 미생물에 적합한 음식인지 한번 생각해볼 필요가 있다.

건강과 다이어크의 핵심은 마이크로바이옴

밀가루가 부대낀다면
글루텐을 조심하라

나는 어느 순간부터인가 밀가루가 가득 들어간 음식을 먹게 되면 속이 불편하거나 신물이 올라오거나 배 속에 가스가 가득 차는 일들이 많이 생겨, 면밀으로만 구성된 식사는 어지간하면 피하고 있다. 특히 외부에서 활동할 때 식사를 하기 위해 주변을 둘러보면 하나같이 밀가루로 만들어진 음식이 대다수라 밀가루가 포함되지 않은 음식을 찾기란 여간 어려운 일이 아니다. 이렇듯 간편하게 먹을 수 있는 라면과 국수부터 각종 가공식품 안에는 밀가루가 쏙쏙 자리를 잡고 있다.

밀가루는 밀의 낟알을 갈아 만든 곡물 가루이다. 높은 비율의 녹말을 함유하고 있는 탄수화물 재료인데, 무엇으로 만들어도 참 감칠맛이 나게 만들어준다. 그런데 이 밀가루 안에 들어 있는 성분이 인체에는 좋은 영향을 미치지 않고 있다는 점이다. 바로 글루텐이다.

'글루텐'은 밀, 보리, 귀리 등에 있는 성분인데 글루테닌과 글리아딘이라는 두 가지가 결합해 만들어지는 물질이다. 물에 녹지 않으며 오히려 끈끈하고 쫀쫀하고 뭉치는 성질을 가지고 있다.

시중에서 판매하고 있는 밀가루의 종류는 이 글루텐의 함량에 따라 나뉜다. 글루텐의 함량이 12~14%면 강력분이라 부르며 주로 피자나 제빵에 사용이 된다. 글루텐의 함량이 10~12%는 중력분이며 우리가 좋아하는 라면이나 국수 등의 재료로 사용이 되고 있다. 마지막 박력분은 8~10%의 글루텐이 함유되어 있다.

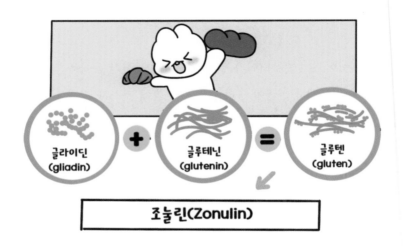

음식 자체로 섭취를 하게 되더라도 장의 내벽이 너무 민감한 사람이 아니라면 큰 문제없이 지나갈 수 있다. 그런데 우리는 정제된 밀가루를 너무나도 많이 섭취하고 있다. 글루텐은 인체 소화 효소로 분해되지 않는 성질을 가지고 있다. 특히 장내 미생물로도 분해되지 않아

건강과 다이어크의 핵심은 마이크로바이옴

서 장 점막에 축적되어 장 보호막을 손상시키거나 미생물들의 혼란을 야기시킬 수 있다.

그렇다 보니 분해되지 않는 글루텐 성분을 체내 면역세포가 이물질로 인식하고 면역 활성도를 높여 과흥분 상태가 유지되게 되면 알러지 반응이나 자가면역성 질환을 가져올 수 있는 위험도가 높아진다.

한 연구 결과에 따르면, 글루텐 성분을 섭취한 섭취군과 글루텐 성분을 섭취하지 않는 비섭취군의 당화혈색소와 인슐린 저항성 변화를 검사해봤더니 글루텐을 꾸준히 섭취한 그룹에서 더 높은 당화혈색소와 인슐린 저항성이 생기는 것을 확인할 수 있었다. 이래도 밀가루 음식을 섭취할 것인가?

위험한 합성감미료

액상과당 / 감미료

　나는 긴 행사 진행이 끝나거나 열정을 가득 쏟아낸 강의가 끝나고 나면, 몸이 천근만근 무거워지기 전에 달달한 초콜릿 하나를 입안에 넣어준다. 그러면 에너지가 넘치는 활기가 생긴다. 이렇듯 짧은 순간 집중을 하거나 커다란 에너지를 써야 하는 상황이 생길 때 당분을 섭취하게 되면 집중력이 생기는 것을 느낄 수 있다. 하지만 우리의 생활을 살펴보면, 에너지가 필요할 때 당분을 섭취하는 것이 아니라 습관적으로 섭취하고 있다는 사실을 깨달을 수 있다.

　우리 주변에는 먹을 것들이 너무나 많다. 그 중에서도 합성 감미료가 범벅이 되어있는 음식들이 버젓이 널려 있다. 수많은 성분 중에서도 조심해야 하는 성분은 특히 과당이다. 왜냐하면, 우리 주변에서 접하기가 너무도 쉬운 성분이기 때문이다.

　이쯤에서 과당의 의미를 정리하자면, 당은 여러 가지 종류로 나뉘는데 그중에서 흔히 과일과 꿀, 옥수수에서 볼 수 있는 당이 바로 과당이다. 특이점은 소화과정을 거치지 않고 바로 간으로 이동해 사용된다는 점이다.

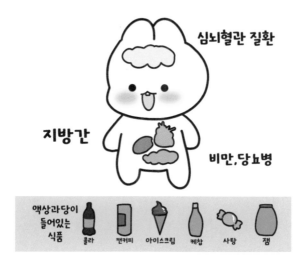

액상과당 과잉섭취시 유발되는 질환

과당은 다양하게 가공이 되는데, 우리가 흔히 마시는 음료수 안에는 설탕의 기본 2~3배 이상의 단맛을 내는 액상과당이 첨가가 되어있다. 앞선 설명에서도 이야기했지만 과당을 많이 섭취해서 문제가 되는 이유는 소화과정을 거치지 않고 바로 간으로 이동한다는 점이다.

대개 포도당은 탄수화물이 소화 효소를 만나 소화되는 과정에서 혈액 내부로 이동하게 되어 있다. 그런데 과당은 이 과정을 무시한다.

이렇게 소화과정을 거치지 않고 간으로 바로 이동하는데, 갑작스레 혈액 내로 당성분이 미친 듯이 쏟아지게 되면, 췌장이 깜짝 놀라 인슐린을 과도하게 분비하게 된다. 여러모로 몸이 피로해질 수밖에 없다. 결국 췌장이 인슐린을 뿜어내기 위해 과로를 해버리고 만다.

특히나 과당은 포만감을 느끼고 그만 먹으라는 렙틴 호르몬의 신호를 무시하기도 하는데, 이로 인해 식욕을 조절하지 못하고 계속 음식물을 섭취하게 된다. 이렇게 과도하게 섭취된 과당은 에너지로 다 소모되지 못하고 지방이라는 성분으로 변환이 되어 우리 몸 안 곳곳의 세포 안에 저장된다.

인슐린 저항성도 높이며, 내장지방의 비율도 높이고, 비만에 가까워지게 만들며 염증성 호르몬을 분비하게 만드는 중심에 이 과당이 있다. 따라서 평상시 나는 얼마만큼의 과당을 섭취하고 있는지 돌아볼 필요가 있다.

한 가지 예를 들면 급성장염이나 설사로 인해 병원 진료 시 빠지지 않고 나오는 말이 있다. "맵고 짜고 자극적인 음식 드시지 마세요. 탈수 예방을 위해 물이나 전해질이 풍부한 이온음료를 많이 챙겨 드세요." 이때 이온음료도 설탕 덩어리라는 점을 명심하자. 무엇이든 과하게 많이 먹게 되면 인체에는 독이란 것을 명심해야 한다.

단 음료가 너무 당긴다면 이를 이겨내기 위해 우리 몸이 가장 좋아하는 음료인 '물'을 사랑하는 습관을 챙겨보자. 이가 시릴 정도로 시원한 냉수보다는 정수나 약간 미지근한 물을 마시는 것을 추천한다.

건강과 다이어크의 핵심은 마이크로바이옴

너무 깨끗한 위생이 문제?

　인간의 역사를 돌아보면 전염병바이러스과의 싸움에서 이기지 못해 목숨을 달리한 사람들이 너무나 많다. 홍역과 장티푸스를 시작으로 로마 인구의 3분의 1이 사망하게 되어버린 천연두, 중세 유럽 인구의 3분의 1이 사망한 페스트, 그리고 1차 세계대전을 종결시켜버린 스페인독감 등 인간의 역사 안에서 바이러스는 떨어지고 싶어도 떨어질 수 없는 존재로 항상 함께해오고 있다.

　최근 국내에서는 메르스 사태를 지나 2020년 전 세계를 혼란에 빠뜨린 코로나19에 이르기까지, 수시로 바이러스가 우리 삶을 침범하다 보니 개인 건강과 면역에 관심이 상당히 많아졌다. 이렇게 장시간 언론에서 좋지 않은 뉴스만을 접하다 보니 우리 생활 속에 바이러스는 나쁜 것, 세균은 없애야 하는 것이라는 인식이 너무나도 강하게 박혀 있다.
　결벽증이라 불리는 단어가 괜히 나왔겠는가? 그런데 과도한 소독,

청결, 위생 점검 등이 오히려 우리의 몸이 약해지게 만드는 원인으로 꼽히고 있다. 사람이라는 존재는 살면서 절대적으로 세균과 바이러스와 떨어질 수 없는 관계이다. 그렇기에 평상시 외부 항원 물질에 대항할 수 있는 강력한 면역 체계를 갖춰야한다.

한 예로 무균실에서 자란 무균쥐를 밖으로 꺼내놓았더니 급속도로 건강이 악화되어 사망에 이르렀다. 우리의 몸은 세균과 미생물이 점거하고 있다. 특히 인체 미생물이 장 속에 포진해 있는 이유는 체내 면역의 약 '70%'를 담당하고 있기 때문이다. 또한 1억 개에 가까운 신경세포가 장내에 존재한다. 여기에 더해 우리 몸의 림프구 중 약 70% 가량이 장에 밀집되어 있다. 쉽게 표현해서 "우리 몸을 지키는 파수꾼들이 장에 밀집되어 있다"라는 말이다.

우리 주변의 세균은 우리 몸에 위해를 가하는 존재로만 인식하는 것은 잘못된 인식이다. 이 세균들이 없으면 우리도 존재할 수 없고, 건강도 없다. 세균은 무조건 피해야 하는 것이 아니라 나를 존재하게 하는 또 다른 나인 것이다. 그러므로 개인 위생과 건강을 위해 과도한 청결은 되레 우리의 몸을 망치는 지름길이 될 수 있다.

결국 필자가 주장하고 싶은 이야기는 일상 속 가벼운 손 씻기와 운동 그리고 올바른 식습관을 유지한다면 균형 잡힌 건강을 유지할 수 있을 것이라는 사실이다. 장은 우리 몸에서 가장 큰 전쟁터이다. 전쟁터에서 우리 팀이 승리할 수 있도록 든든한 지원군이 되어주는 마음을 잊지 않기를 바란다.

건강과 다이어크의 핵심은 마이크로바이옴

우리 **몸속 장내 미생물**은 **무슨 일**을 **하는가?**

Microbiome **01**

염증 방어의 최전선

염증의 의미를 풀어보면 불꽃 염炎과 증세 증症이 합쳐진 단어이다. 즉, 불에 타는 증상이라는 의미이다.

어느 날 나무수저를 이용해서 단단한 아이스크림을 먹으려고 준비한 적이 있었다. 어느 정도 녹았겠지 생각하고 수저에 힘을 주고 푸는데, 아뿔사 일이 터졌다.

아이스크림은 그대로 있고 나무수저가 부러지면서 손바닥 정중앙을 강하게 찔러버렸다. 피가 철철 나는 것은 당연이거니와 갑자기 손바닥이 땡땡하게 붓더니 검붉으면서 파랗게 변하는 모습이 보여 병원으로 당장 달려갔다. 다행히 급성 감염의 위험이 있어 '항생제' 처방을 통해 차츰 나아졌는데 두 번 다시는 겪고 싶지 않은 일이다. 항상 무슨 일이든 안전이 최고다.

이렇게 우리가 외부로부터 무언가에 긁히거나 베었을 때 혹은 찔렸을 때 상처 부위가 빨갛게 부어오르는 것을 경험해봤을 것이다. 이를 우리는 염증이라고 표현한다.

염증은 크게 두 가지로 나뉜다. 바로 급성염증과 만성염증이다. 급성염증은 외부로부터 자극에 의해 생기는 상처들이 일으키는 염증이 이에 해당된다. 부딪히거나, 긁히거나, 찔리거나, 넘어져서 생기는, 우리가 흔히 직접 눈으로 확인할 수 있는 염증이 바로 급성염증인 것이다. 이렇게 외부적으로 발생하는 염증은 큰 상처를 제외하면 우리에게 크게 문제가 되지 않는다.

우리에게 진짜 문제가 되는 것은 몸 안의 염증이다. 바로 '만성염증'인데, 체내에서 생겨나는 염증의 대다수를 이루고 있다. 쉬이 눈에 보이지 않기에 염증이 생겼는지 확인할 방법이 없어서 이 염증을 키우는 경우가 많은데, 흔히 관절염이나 비만을 쉽게 예로 들 수 있고, 조금 더 반응이 심해지면 아토피나 천식과 같은 자가면역질환으로 이어질 수 있다.

건강과 다이어크의 핵심은 마이크로바이옴

특히 문제는 혈관의 염증이다. 우리 인체 질병의 중심에는 이 혈관 염증이 자리하고 있다. 혈관에 염증이 생기면, 혈관 벽이 붓고 딱딱해지기도 하고 혈관 벽의 상처가 생겨서 이물질이 잘 달라붙는 구조가 된다.

여기에 혈액 속에 다니고 있는 콜레스테롤이 달라붙으면서 혈관 벽에 플라크를 형성하게 되는데 이때 혈관 속의 여러 가지 이물질이 같이 침착됨으로써 혈관 벽이 좁아지게 된다. 혈관 벽이 좁아지면 여러 가지 합병증을 유발하는 상황이 나타나게 되면서 혈액의 흐름도 문제가 된다. 이런 증상을 고지혈증이라고 한다. 혈관의 플라크로 인해 발생하는 질환은 폐경색, 뇌경색, 심부전, 뇌졸중, 심근경색, 심장마비와 같은 장기의 기능 이상뿐 아니라 여러 가지 심각한 합병증을 유발하게 된다.

흔히 염증을 없애기 위해서 가장 많이 사용하는 방법은 약이다. 항생제나 소염제를 처방받거나 약국에서 구매해 먹는데, 결과적으로 잠시 도움을 받을 수는 있겠지만 장기간으로 보았을 때는 권유하지 않는다. 그렇기에 가벼운 상처는 약을 먹지 않아도 내 몸 스스로가 이겨낼 수 있는 환경을 만들어주는 것이 무엇보다 중요하다.

염증의 시작은 어디서부터 생기는 것일까? 염증은 바로 장으로부터 시작된다. 우리가 섭취하는 모든 음식물 속에 유해한 물질들도 포함하고 있다. 내 몸속의 장은 내가 필요로 하는 것은 받아들이고흡수, 내 몸에 유해한 것은 배척하는면역반응 기능을 가지고 있다. 이 반응이

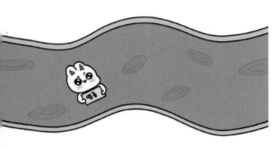

**혈관을 타고 온몸을 떠돌며
장기를 병들게 하는 만성 염증**

생기는 이유는 우리 몸에 외부의 유해한 병원균이 들어오는 것을 막기 위한 방어 작용이라고 생각하면 이해하기가 쉽다.

그렇다면 이런 방어 작용을 하는 최전선에 누가 있을까? 바로 미생물이다. 이 미생물들이 상호 균형을 이루어서 내 몸에 들어오지 말아야 할 것을 구별해 흡수와 방어를 하게 된다.

그러나 이 미생물의 균형이 무너져서 유해한 병원성 균들이 잠식하고 있다고 생각해보자. 이 유해한 균들은 자신들의 생존력을 더 높이기 위해, 자신들이 좋아하는 유해한 물질, 즉 내 몸에 염증 반응을 일으키는 물질들을 갈구하게 되고 우리는 이 신호에 따라 유해한 식품들을 섭취하게 된다. 이런 물질들이 혈액과 장기로 들어가서 염증을 일으키게 되고, 자라서 만성화되면 내 몸이 방어할 수 없는 상태의 질환들로 커져가게 되는 원리인 것이다.

이렇게 염증을 방어하는 데 있어서 장내 미생물이 하는 중요한 역할에 대해 충분히 이해가 됐으리라 생각이 된다. 균형 잡힌 장내 미생물이 내 몸의 균형을 지키는 중요한 단초가 되기에 올바른 생활 습관으로 튼튼한 반석을 유지하기를 기대해본다.

건강과 다이어크의 핵심은 마이크로바이옴

면역을 키우자

면역이란 무엇인가?

우리 몸에는 외부와 내부의 적들과 맞서 싸워서 이길 수 있는 강력한 군대를 가지고 있다. 이를 '면역'이라고 한다. 인류가 살아오면서 많은 질병과 바이러스를 이겨내고 건재할 수 있었던 이유 중 하나가 바로 자가 면역이다.

우리 몸에는 다양한 면역 체계가 존재하는데 우리 인체의 면역의 중심이 장이라 장이 면역의 기초가 된다. 장은 우리 몸 안에 들어온 이물질이나 바이러스를 제거하고 배출시키는 역할을 하는 대표적인 면역 기관이다. 그리고 가장 큰 면적을 차지하는 피부를 시작으로 코와 입 안, 그리고 위 점막 등 수많은 곳에서 외부 침입을 막는 벽들과 더불어 몸을 지키는 역할을 한다. 또한 인체 안으로 들어가면 면역세포를 만들어내는 골수, 체내의 바이러스와 노폐물을 제거하는 데 일등공신인 림프 등 인체 전체에 다양한 면역기관들이 포진되어 있다.

이렇게 강력한 방어 작용으로 인해 우리는 다양한 병원체를 만나도 쉽게 병에 걸리지 않게 된다. 이 중에서도 장은 인체 면역의 70%담당하는 인체 면역의 핵심 기관이기에 그 중요성을 수십 번 반복해도 부족함이 없다.

따라서 장관 면역을 키우기 위해서는 장내 미생물들이 균형을 이루어야 하고, 특히 다양한 종류의 미생물들이 거주하고 있는 것이 상당히 중요하다.

우리 몸의 면역체계를 강화시켜주는 진료실 장내 미생물!

그렇다면 면역체계와 장내 미생물은 무슨 관계가 있는 것일까? 1분 1초도 쉬지 않고 인체 기관 중에서 가장 많은 병원균이 모이는 곳은 바로 장이다. 다시 한 번 강조하면, 장은 면역의 약 70%를 담당하고 있다.

우리 인체의 소화기관 중 소장을 살펴보면 십이지장, 공장 그리고 회장으로 나누어져 있는데, 그중 회장이라는 부위에 면역을 담당하는 비밀스러운 공간이 존재하고 있다. 그곳은 바로 바이러스나 병원균을 먹어치우는 많은 항체가 포진되어 있는 '파이어판'이라는 곳이다.

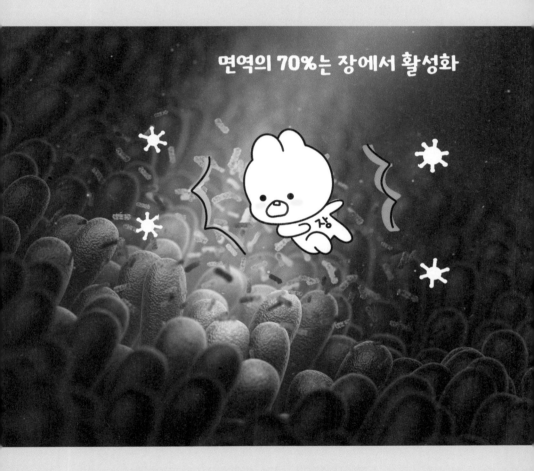

파이어판은 1677년 스위스의 의사 파이어Joseph Conrad Hans Peyer 가 발견하여, 이것을 '파이어판'Peyer's patch이라고 이름을 붙인 것에서 유래한다.

파이어판에는 다른 기관에서는 볼 수 없는 특이한 세포를 하나 있다. 그것은 바로 M세포이다. 이 M세포는 외부에서 들어온 병원체들을 막지 않는 특이한 성질을 가지고 있다. 외부에서 들어온 병원체들이 M세포를 자유롭게 통과하게 되면, 이들을 맞이할 면역체계들이 대기하고 있기 때문이다.

이들이 만나는 면역체계들은 바로 T&B세포와 대식세포, 수지상세포라 불리는 면역 항체들이다. 이를 통해 인체 내부에 들어온 병원균에 대해 알게 되고, 이를 통해 내 몸 안에 면역체계에 신호를 보내어 침입한 병원체들에게 대응할 수 있는 면역계항체를 생성하고 기억하는 등 병원균에 빠르게 대처할 수 있는 체계가 만들어지게 된다. 또한 신체 내 상주하는 미생물에 대해서는 면역반응을 보이지 않거나 공생관계를 유지한다. 장내 미생물과 파이어판의 상호 작용을 통해 인체 면역계가 안정적으로 유지되며 운영되는 것이다.

파이어판 외에도 장 면역 시스템 가운데는 최일선의 방어 체계인 점막면역이 자리하고 있다. 각종 바이러스와 대장균, 결핵, 콜레라 등 병원성 균이 침입할 때 장의 경계부위인 광대한 점막을 만나게 된다. 이 점막조직은 소화기뿐 아니라 여러 기관에 포진하고 있다.

이 점막 면역체계는 유도조직과 실행조직으로 나뉘는데 앞서 서

건강과 다이어크의 핵심은 마이크로바이옴

술한 M세포가 유도조직에 속한다. 이 M세포는 파이어판의 유도조직에 일반적으로 존재하는 것으로 알려졌지만, 파이어판이 없는 소장의 융모에도 존재한다는 사실이 새로 밝혀졌다. 그리고 실행조직은 병원균이 침투하면 바로 실행해 분해하는 역할을 하게 된다.

우리가 알아야 할 중요한 사실은 장내 세포와 미생물 사이에 점막이 존재한다는 것이다. 이 점막을 사이에 두고 미생물과 세포 내의 항체가 소통하면서 바이러스나 병원균과 싸우는 것으로 인체 면역계를 조절하고 있다. 특히 장내 세포벽 안쪽에는 우리 면역계를 조절하는 조절면역세포Helper T Cell/보조T림프구가 존재하는데 70% 정도가 여기에 위치하고 있다. 이 조절면역세포가 장내 미생물과 소통하면서 우리 몸의 면역계를 컨트롤 하고 있는 것이다.

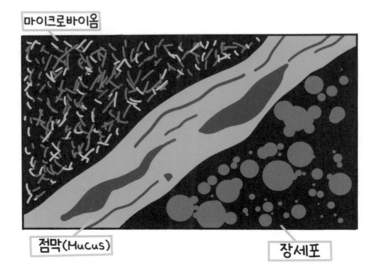

마이크로바이옴

점막(Mucus)

장세포

예를 들어 우리 몸의 항체는 바이러스를 만나게 되면 사이토카인이라는 물질을 분비해서 면역 항체(군인)들에게 신호를 보내어 항체들을 불러들이는데, 이 사이토카인 물질이 과하게 분비되면 면역 항체들이 과흥분 상태가 된다. 그렇게 되면 면역계가 중심을 잃고 정상 세포를 공격하는 사태가 발생하게 된다.

우리가 언론을 통해 많이 보았듯이 지난 2020년에 17세 청소년이 코로나19로 사망한 사건이 있었다. 이때 사망원인이 사이토카인 폭풍으로 알려지면서 사이토카인에 대해 일반인들도 많이 알게 되었는데, 이 사이토카인 폭풍은 바이러스에 대해 인체의 면역계가 대응하는 과정에서 면역세포 간 신호 전달의 기능을 하는 사이토카인 단백질이 과다하게 발현되면서 발생하게 되는 것이다.

이때 이 과흥분 상태의 면역세포를 조절하는 것이 바로 조절면역세포인 것인데, 결론적으로 이 조절면역세포를 장내 미생물이 조절해 흥분된 면역계를 조절하는 것이다. 이런 환경이 건강한 장내 환경이 되고 또한 면역계가 잘 훈련되고 성장하는 과정이기도 하다.

예를 들어 알레르기 질환을 생각해보자. 우리 몸을 지키는 면역계가 꽃가루 같은 사소한 침입자에 과도하게 반응을 한다. 이럴 때 과도하게 반응하는 면역계를 자재시켜야 하는데, 이때 이 면역계를 자제시키는 역할을 하는 것이 미생물! 바로 유익균들이다. 이 미생물은 단쇄지방산이라는 대사물질을 분비하는데, 이 물질이 장벽을 통과해서 잠자고 있는 조절 T세포를 깨우게 된다.

이렇게 깨어난 조절 T세포들이 과도하게 반응하는 면역계를 진정시키게 된다. 그리고 혈액을 타고 온몸에 퍼져서 우리 몸에 과도한 면역반응을 조절하게 되는 것이다. 쉽게 표현하면 우리 몸의 면역세포는 일종에 군대라고 보면 되고, 장내 미생물은 이 군대를 조절하는 일종의 컨트롤 타워로 이해하면 그 이해가 쉽다.

우리의 장 속에는 장 점막을 사이에 두고 미생물과 세포 내 항체들이 면역계를 지키고 있다고 했는데, 이 장 점막은 누가 만들어낼까? 바로 장내 세포Goblet cell에서 만들어진다. 장에 많이 포진되어 있는 장내 세포인 고블릿Goblet 세포는 단백질과 당분으로 구성된 젤 같은 점액을 분비해, 점액층을 이루고 이 점액은 장의 표면을 감싸 상처나 손상으로부터 보호하는 보호막 역할을 하게 된다. 또 장 속에 정상적으로 서식하는 미생물군의 균형에도 영향을 미치게 된다.

더욱 중요한 것은 장내 미생물들이 이 고블릿 세포를 활성화시키는 통증 뉴런을 자극해 고블릿 세포의 점액 분비를 일으키게 한다는 것이다. 이것은 하버드 대학교 의대 아이삭 치우Isaac Chiu 교수팀의 연구에 의해 발견되었는데, 결과적으로 장내 미생물과 고블릿 세포를 통한 점액 생성은 서로 연결되어 있는 것이다.

또한 우리가 알아야 할 중요한 사실은 장내 점막은 장내 미생물의 먹이와 연관되어 있다는 것이다. 장내 미생물의 먹이인 식이섬유를 섭취하지 않으면 장 점막에는 어떠한 일이 벌어질까? 장내 미생물 중에는 장 점막을 분해하는 효소를 가진 미생물이 존재한다. 다시 말해서 미생물은 식이섬유라는 먹이를 주지 않을 때 장 점막을 먹이로 먹게 되는 것이다. 그 결과 장 점막이 얇아지게 되는데, 장 점막이 얇아지면 세포벽을 통과하지 말아야 할 것들이 통과하는 사태가 발생하게 되고 만다. 이것은 몸의 면역계가 무너지는 상황과 무관하지 않다.

지속적으로 강조했듯이 장내 미생물은 우리 몸의 면역계와 항상 소통하고 있다. 소통을 하고 있다는 것은 서로 신호전달물질(사인)을 주고받는 것으로 이해하면 된다. 장내 미생물이 면역 항체들과 신호를 주고받으며 면역계를 컨트롤 하는데, 이것은 우리 몸의 면역계를 장내 미생물이 훈련시키고 있는 것이다. 그러므로 장내 미생물의 균형이 유지되어야 우리 면역계가 온전해진다고 볼 수 있다.

만약 면역계가 이렇게 트레이닝되지 않는다면 우리 면역계는 오합지졸과 같다고 볼 수 있다. 그러므로 장내 미생물 중 유익균이 우세하게 만드는 것은 내 몸을 수호하는 가장 최전선을 지키는 것과 같다. 내 몸의 튼튼한 면역 군대를 만드는 일! 선택이 아닌 필수다.

뛰어난 해독 능력을 가진 장

미생물의 해독 작용

해독 = 디톡스

해독解毒? 해독은 몸 안에 들어온 독성이 있는 물질을 분해해 그 작용을 없애는 것을 의미한다. '디톡스'라는 말을 많이 들어보았을 것이다. 디톡스는 우리 몸에 축적되어 있는 독소를 뺀다는 의미를 가지고 있다. 또한 우리 몸의 유해한 물질이 몸 안으로 과다하게 들어오는 것을 막고 인체의 여러 장기를 장. 신장. 폐. 피부 등 통해서 독소가 있는 노폐물들을 배출시킨다는 의미도 포함한다.

우리 몸에 이 독소들은 대개 우리가 섭취하는 음식물을 통해서 인체에 들어오게 되며, 이런 음식뿐만 아니라 유해물질로 가득찬 환경 및 마음속의 스트레스를 불러일으키는 분노, 짜증 등 이런 모든 것들이 인체 내에 독이 쌓이게 하는 것들이다. 이러한 것들을 억제하거나 해독하는 것을 디톡스라고 할 수 있다.

그렇다면 우리가 상식적으로 해독하면 생각나는 인체 장기는 무엇일까?

대한민국 사람이면 광고를 통해 누구나 이 CM송을 들어봤을 것이다. "간 때문이야~ 간 때문이야~ 피로는 간 때문이야~" 간의 해독 기능을 중요시하는 이 광고 덕분에 우리는 간의 중요성을 모두 인식하고 있다.

그런데 우리 몸에 해독하는 기관은 간 이외에 하나가 더 있다. 바로 장이다. 장은 간과 같이 뛰어난 해독 능력을 가지고 있다. 다시 말해서 장내 미생물들도 독소들을 분해해 해독작용을 하고 있는 것이다.

해독에 대한 이해를 하려면 우선 독소의 종류에 대해 먼저 알아볼 필요가 있다. 독소의 종류는 대표적으로 두 가지로 나눌 수 있는데, 바로 외독소와 내독소이다.

외독소는 몸 밖에서 들어오는 독소를 지칭하는 말인데, 우리가 섭취하는 음식물이나 호흡기를 통해 들어오는 병원균, 그리고 흡연 등이 대표적이다.

내독소는 체내에서 생겨나는 독소를 지칭한다. 체내에서 생기는 독소는 다양한데, 우리 몸에 필요한 에너지원을 만드는 과정에서 생기는 활성산소, 잘못된 흡수나 과한 식습관으로 생긴 혈관의 독소, 스트레스나 수면부족으로 생겨나는 것들이 있다.

그럼 해독의 이해를 위해 가장 기본이 되는 내용부터 이해해보자. 먼저 간이라는 기관은 다양한 기능을 하는데 그중 대표되는 기능 하나가 바로 해독작용이다. 흔히 약물을 섭취하거나 술알코올 기타 독성 물질을 분해 및 배설하는 모양으로 만들어주는 것이 간이다.

우리가 술을 마시면 위장에서 빠르게 흡수가 되는데 이때 함께 흡수되는 독소들이 간으로 이동해 분해되는 작용을 거친다. 술은 간을 피로하게 만드는 것뿐만 아니라 소화기관에도 강렬한 영향을 미치는데, 이렇게 외부적인 요인으로 들어오는 독소나 병원균을 앞서 이야기한 바와 같이 장에서 해독한다. 좀 더 구체적으로 이야기하면 장내 미생물들이 해독을 하는 것이다. 장내 미생물 중에는 유익균이라는 든든한 아군이 있는데 나쁜 독소나 병원균들이 혈관 내로 침투하지 못하게 방어하며 몸 밖으로 배출시켜 내는 힘을 가지고 있다.

평상시 상한 음식을 먹고 복통이 생기거나 화장실로 다급히 뛰어야 하는 상황을 겪어본 적이 있을 것이다. 우리 몸에서 나쁜 병원균이나 독소를 배출시키는 현상으로 '설사'가 있다.

장내 미생물의 균형이 틀어져 생겨나는 증상으로 나타날 수도 있지만, 갑자기 체내에 나쁜 병원균이나 독소가 들어오면 이를 배출시켜내기 위해 우리 몸이 빠르게 작용하는 것이 바로 이 설사다. 그래서 종종 주변에서 과음을 하고 난 이후에 시원하게 비워낸다고 좋아하시는 분들이 있는데, 결단코 절대적으로 좋은 현상이 아님을 알기를 바란다.

술을 마시게 될 때 소위 튼튼하게 유지되고 있는 장 점막이 느슨하게 풀어진다고 생각하면 이해가 쉽다. 과한 음주가 지속되게 되면 점막이 얇아지고 유해균의 비율이 늘어나면서 장세포를 뚫고 유해한 독소들이 들어갈 수 있는 기초를 마련해준다.

술뿐만 아니라 우리가 섭취한 모든 음식물에도 이 독소들은 포함되어 있다. 이 독소들이 축적되면 장과 혈관에 염증반응을 일으키게 되고 이런 것들이 쌓여서 합병증을 유발하게 된다. 그렇기에 이런 독소들을 빠르게 분해할 수 있는 장내 미생물의 환경은 매우 중요하다.

만약 장내 미생물들의 균형이 무너져서 온갖 독소들이 체내에 흡수되게 되면 간의 부담을 주어 손상시키는 것이 첫 번째 문제이고, 그 이후에는 수많은 질병을 야기시키게 된다.

다들 잘 알고 있듯이 간이라는 녀석은 침묵의 장기이기에 아프다는 표현을 하지 않는다. 평상시 주기적인 관리와 검진이 필요하며 여기에 더해 장내 미생물의 균형을 통해 튼튼한 장 점막을 유지해서 유해한 독소의 흡수를 줄이는 것이 바로 우리가 건강하게 생활하는 데 가장 중요한 부분이 아닐 수 없다.

건강과 다이어크의 핵심은 마이크로바이옴

영양소 발효의 비밀

발효醱酵는 미생물이 자신이 가지고 있는 효소를 이용해 유기물을 분해시키는 과정이다. 음식이 부패한 것을 많이 보았을 것이다. 이 부패 과정과 반대되는 역할을 하는 것이 발효이다.

미생물들의 입장에서 볼 때에는 발효나 부패나 같은 과정이라고 볼 수 있으나, 우리 사람들의 관점에서 볼 때 발효는 좋은 것, 부패는 나쁜 것으로 분류된다. 우리의 생활에 유용하고 자주 찾게 되는 음식인 된장, 고추장, 김치, 요구르트 등은 바로 발효를 통해서 만들어진 것이다.

장내 미생물 발효에 대해 이해하기 전 먼저 우리 몸의 소화과정을 한번 간단하게 살펴보도록 하자.

소화

소화는 어디서부터 시작될까?

어릴 적 어르신들께 보릿고개라는 말을 자주 들었다. 그만큼 음식이 귀했고 먹을 수 있는 음식이 다양하지 않았다. 오죽하면 아버지는 수제비만 쳐다봐도 먹고 싶지 않다고 말씀하시곤 했다.

하지만 지금은 시대가 바뀌었다. 요즘은 24시간 언제 어디서든지 먹을거리가 넘쳐나는 시대가 되었다. 냉장고 문을 열면 무엇을 먹을지 행복한 고민에 빠지고 스마트폰을 들여다보면 어떤 음식을 배달시켜 먹을지 고민하게 된다.

너무 자주 먹어서, 너무 많이 먹어서, 너무 쉬지 않고 먹어서 문제가 되는 시대가 되었다. 이럴 때 혹사되는 내 몸을 보면 고맙기도 하면서 미안하기도 하고 어떻게 소화를 시키는지 신기하기도 하다.

그럼에도 불구하고 사람은 필히 음식물 섭취를 통해 에너지를 얻어야 활동을 할 수 있다. 그러면 우리가 먹는 음식은 어디서부터 소화가 시작이 될까? 많은 사람들에게 "소화는 어디서부터 시작되나요?"라고 물어보면 "위"라고 대답하는 사람들이 대부분이다.

우선 소화의 기본 개념부터 정리하고 넘어가자. 소화는 기계적 소화와 화화적 소화 두 가지로 나뉜다. 기계적 소화는 음식물을 씹는 행위나 위의 연동운동 등을 가리킨다. 반면에 화학적 소화는 음식물을 소화효소를 통해 분해시키는 과정이다.

우선 소화의 가장 첫 번째 관문은 입이다. 입에서는 탄수화물을

건강과 다이어크의 핵심은 마이크로바이옴

분해 및 소화시키는 아밀라아제아밀레이스가 나오며 단단하거나 커다란 음식물을 꼭꼭 씹어서 잘게 쪼개는 과정을 거친다. 잘게 쪼개진 음식물들은 식도를 통해 위라는 공간으로 이동하게 된다.

이렇게 이동한 음식물 중 단백질은 위에서 소화가 된다. 그리고 마지막 십이지장에서 탄수화물, 단백질, 지방을 분해하는 효소가 함께 만나며, 최종적으로 음식물 분해 및 영양소 흡수가 이뤄진다.

영양분이 모두 흡수된 음식물은 마지막 대장으로 이동하게 되는데 대장에서는 수분흡수와 더불어 배출을 하는 역할을 담당한다.

꼭꼭 씹는 습관이 왜 중요한가?

우리 몸에 가장 큰 부담을 주는 행위는 무엇이 있을까?

이렇게 물어보면 많은 사람들이 운동이나 스트레스를 생각하는 사람이 많겠지만, 생각보다 음식을 먹고 소화시키는 것이 몸에 엄청난 부담을 줌과 동시에 큰 에너지를 소모하는 일이다. 내가 무엇을 먹는지, 어떻게 먹는지에 따라 내 몸이 부담을 가질 것인지, 그렇지 않은지가 결정된다.

음식을 꼭꼭 씹어 먹는 습관은 우리 몸에 크게 두 가지 이점을 가질 수 있게 도움을 준다.

첫 번째로 우리가 음식을 먹으면 배가 불러서 그만 먹어야 된다는 호르몬이 방출이 된다. 이를 '렙틴 호르몬'이라고 한다. 렙틴 호르몬은 식사 시간이 최소 20분 정도는 지나야 분비가 되는 호르몬이다. 평상시 체중 유지를 위해 관리하시는 분들이거나 소화가 더뎌 힘든 분들은 필히 지켜야 하는 습관이다. 여기에 더해 음식을 천천히 꼭꼭 씹어 삼키면 음식을 급하게 먹거나 과식할 위험이 줄어들며 소화 과정에서도 별다른 불편함을 느끼지 않을 수 있다.

그런데 보통 우리의 식사 시간은 20분이 채 넘어가지 않는 경우가 많다. 시간에 쫓겨서, 일에 쫓겨서 마음이 급해서 꼭꼭 씹어서 음식을 삼키기보다는 몇 번의 오물오물 씹은 후에 음식을 삼킨다. 이런 습관은 위에 부담을 주기 때문에 반드시 고쳐야 한다.

위에서는 음식물이 소장과 대장으로 잘 넘어갈 수 있는 형태로 만들어주는데, 제대로 씹어 넘기지 않은 음식물은 당연히 부담이 된다. 커다란 덩어리를 소화시키는 것과 잘게 부서진 조각을 소화시키는 것은 분명히 차이가 있기 때문이다.

우리가 음식을 천천히 꼭꼭 씹어서 섭취하게 되면 빠르게 배부름을 느낄 수가 있으므로 과식을 하지 않게 된다. 이것이 바로 두 번째 이점이다. 어릴 적 어른들에게 "그 나이면 돌도 씹어 먹을 수 있는 나이다!"라는 이야기를 자주 들었는데 대사가 활발하기에 소화가 잘 되는 점 때문에 나온 말인 것 같다.

대개 소화가 가장 빨리 일어나는 음식은 탄수화물 종류다. 탄수화물은 최소 1~2시간 이내에 소화가 된다. 단백질은 최소 4~5시간이 걸리고 지방은 7시간 이상 소요가 된다. 그러면 식이섬유가 포함된

건강과 다이어크의 핵심은 마이크로바이옴

야채는 얼마나 걸릴까? 야채(식이섬유)는 최소 3시간 이상의 소화 시간이 필요하다.

이러한 음식물이 체내에서 소화가 될 때 사용이 되는 무기가 있다. 바로 소화 효소이다. 이러한 우리 체내에서는 음식을 영양소로 분해시키기 위해 탄수화물, 단백질, 지방을 소화(분해)시키는 효소가 나온다.

평상시 음식을 꼭꼭 씹어 잘게 부순 형태로 삼키게 되면 당연히 소화 효소의 분비도 과하지 않게 유지가 된다. 그러면 당연히 소화불량이나 소화의 어려움을 겪는 일이 현저히 줄어든다.

특히나 사람은 살아가면서 사용할 수 있는 소화 효소가 한정되어 있다. 그렇기에 젊었을 때의 소화 시간에 비해 나이가 들고 노년에 들어서면서 소화 시간이 늘어나게 되는 이유가 바로 이것 때문이다. 그런데 요즘은 이 시간이 더 빨리 앞당겨지고 있다. 건강보험공단의 조사에 따르면 매년마다 소화불량을 호소하는 사람들의 비중이 조금씩 늘어나고 있는 것으로 나타났다.

소화불량에는 여러 가지 이유가 있겠지만 가장 중요한 것은 '어떻게 먹느냐'에 달려 있다. 식습관이 점차 서구화되어가고 가공된 식품과 육류만을 고집하는 식습관으로 변화되어가면서, 우리는 효소가 풍부한 음식을 섭취하는 일들이 점차 적어지고 있다.

예를 들면 신물이 올라온다든지, 역겨운 트림이 나온다든지, 냄새가 고약한 방귀를 뀐다든지, 가스가 과다하게 발생해 배가 빵빵하게 차는 일들을 경험할 수 있다. 이럴 때 우리는 소화가 잘되게 만들어준다는 명목으로 약국에 가서 소화제를 사먹는다. 일반적으로 소화제는 '소화 효소제'와 '위장관 운동 개선제'로 나뉘어서 시중에 판매가 되고 있다. 그런데 소화가 더디다고 해서 소화제를 먹는 것을 절대 권유하지 않는다. 왜냐하면 부형제가 너무나 많이 들어가 있고 합성된 물질이기 때문이다.

그러므로 소화의 가장 근본이 되는 시작! 그것은 바로 음식을 꼭꼭 씹어 섭취하는 것이다. 이것이 바로 최고의 소화제라고 말할 수 있다. 또한 식사 시간을 조금 더 여유롭게 갖는 것! 이것이 나를 건강하게 하는 핵심 요소이다.

소화의 가장 마지막을 담당하고 있는
장내 미생물의 발효 과정

발효가 내 몸 안에서 일어난다고?

그렇다! 발효는 음식을 만드는 과정뿐만 아니라 우리 인체, 바로 장에서도 일어난다. 좀 더 구체적으로 설명하면 장 속에 살고 있는 미생물들이 이 발효의 주체이다.

우리가 섭취하는 여러 가지 음식들이 있다. 그 음식들은 소화효소들을 통해서 분해되면서 소화가 이루어진다. 그렇다면 우리가 섭취하는 식이섬유는 어떻게 소화가 될까?

식이섬유는 야채만을 이야기하지 않는다. 우리가 섭취하는 밥에서부터 고구마, 감자, 옥수수 등 수많은 먹거리에 식이섬유들이 풍부하게 포함되어 있다.

우리는 어려서부터 식이섬유를 많이 먹어야 건강하다는 이야기를 줄기차게 들어왔다. 그런데 중요한 사실은 식이섬유들이 소화효소로 분해가 되지 않는다는 것이다. 그렇다면 소화효소로 분해도 되지 않는 식이섬유를 왜 이렇게 먹으라고 권하는 것일까?

바로 우리 몸속에 식이섬유를 분해할 수 있는 유일한 존재인 미생물들이 있기 때문이다. 다시 말해서 식이섬유를 분해한다는 것, 그것은 미생물들이 식이섬유를 먹는다는 것을 의미한다.

장내 미생물들이 식이섬유를 소화하는 과정을 발효라고 하며 이 과정을 통해 식이섬유가 분해된다. 만약 미생물이 없었다면 우리는 식이섬유로 구성되어 있는 샐러드도 먹지 못했을 것이고, 삼겹살에 상추는 생각지도 못했을 것이다.

앞에서 설명했듯이 미생물의 먹이가 되는 식이섬유를 프리바이오틱스라고 부른다. 사람도 먹어야 살 수 있듯이 장내에 생존하고 있는 미생물들도 먹어야 살 수 있다. 바로 이 식이섬유를 분해하는 과정이 발효이며, 이런 발효과정을 통해서 우리 인체에 필요한 비타민 등 각종 영양소를 추출해내어 인체에 흡수시키는 역할을 하는 것이 바로 미생물들이다.

장내 미생물들의 발효하는 과정은 소화의 과정이기도 하며, 인체에 필요한 영양소를 추출하는 과정이기도 하고, 인체에 필요한 단쇄지방산 등 새로운 물질을 생성해내는 과정이기도 하다.

소장 내 / 대장 내 사는 균의 이미지

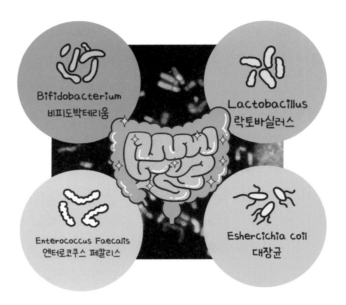

만약 장내 미생물들의 균형이 무너져서 유해한 균들이 넘쳐나게 된다면 이 유해한 균들은 자신들이 좋아하는 먹이를 찾게 될 것이다. 바로 가공식품, 과당을 많이 포함하고 있는 인스턴트 식품들을 말이다. 그러나 유익한 균들이 균형을 이루게 되면, 앞서 이야기한 식이섬유들을 즐겨 찾게 되는 것이다. 그러므로 장내 미생물 발효는 미생물의 균형을 유지하고 장벽을 튼튼하게 하며 장내 면역계를 활성화시키고, 염증을 방어하는 미생물들의 역할을 강화하고 장을 튼튼하게 하는 매우 중요한 과정이라 할 수 있다.

건강과 다이어크의 핵심은 마이크로바이옴

우리는 야채를 많이 먹어야 한다는 이야기를 너무도 많이 들어왔고 지금도 아이들에게 그렇게 이야기를 하고 있다. 당시는 무슨 이유인지는 알지 못하고 단지 몸에 좋을 것이라고만 생각했었다. 그러나 그 이유가 바로 미생물 때문이었다. 장내 미생물의 균형을 지키는 핵심은 바로 식이섬유의 섭취와 장내 미생물의 발효인 것이다.

올바른 영양분 흡수

　인체는 우리가 섭취한 영양분을 흡수해야 한다. 따라서 섭취한 음식물은 소화라는 과정을 거치게 되는데, 이 소화과정을 간략히 설명하면 큰 물질이 잘게 부서지는 것이라고 이해하면 된다. 그렇다면 우리 몸은 왜 이런 소화 과정을 거치는 것일까?

　그것은 섭취한 음식물을 인체 내에 흡수해 에너지원을 만들어야 하는데, 이 에너지원이 되는 재료가 우리가 섭취한 음식물에 들어있기 때문이다.

　이렇게 에너지원을 만드는 과정의 중심에 바로 흡수라는 과정이 있다. 흡수는 장내에서 혈액으로 영양소가 들어가는 과정을 말한다. 이 과정을 통해 우리 몸이 필요로 하는 영양분을 얻는데, 이 영양분 외에 다른 불순물질이 들어오게 되고, 그런 불순물이 혈액을 타고 온몸에 퍼지게 된다면 인체에는 무슨 일이 벌어질까? 아마 상상도 하고

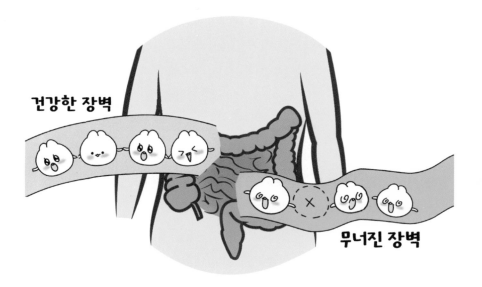

건강한 장벽

무너진 장벽

싶지 않을 것이다.

　흡수를 하는 과정에서 불순물과 영양소를 구분해 주는 것이 바로 장내 미생물들이다. 장내 미생물은 독소를 분해하기도 하고, 발효하는 과정에서 영양분을 뽑아내기도 한다. 그리고 흡수에 아주 중요한 장 벽을 유지하고 견고하게 하는 데 매우 중요한 역할을 한다.

　장 내피 세포에 장 점막이 있다고 앞서 언급한 바가 있다. 이 점막을 생성하는 것이 고블릿 세포라고 설명했는데, 이 점막층이 손실되거나 얇아지게 되면 우리 몸의 장 세포는 흡수하지 말아야 할 것들을 흡수하게 된다.

　장腸이 건강해야 온몸이 건강하다는 말도 있듯 장에는 다양한 미생물들과 면역기능을 하는 세포가 상당 부분 몰려 있다. 즉, 장 점막에 존재하는 면역세포들은 서로 치밀하게 결합해서 외부의 유해한 바이러스가 세포 사이를 침투하지 못하도록 일종의 방어막을 치고 있는 셈이다. 이 방어막을 통해 인체에 필요한 영양분은 흡수하고 인체에 유해한 불순물은 차단하게 된다.

우리 인체는 음식을 섭취하는 입에서부터 항문까지 하나의 튜브처럼 연결되어 있다. 이 튜브 중 어느 한 부분이라도 뚫리게 되면 질병에 노출되게 된다. 그런데 이 튜브 중에 유일하게 통로가 열리는 부분이 있다. 그곳이 바로 소장의 영양소를 흡수하는 부분이다.

그런데 이 영양소가 흡수되어야 할 부분에 구멍이 생겨서 다른 불순물이 들어간다면 인체는 큰 문제가 발생하기 때문에 우리는 이 부분을 사수하는 것이 매우 중요한 일이다. 이 부분이 뚫리면 성벽이 무너지는 것과 같다. 그러므로 이 성벽을 지키는 군사들을 잘 양성하고 훈련하는 것이 필요한데, 만약 이 군사들을 먹이지 않는다면 어떻게 될까? 여기에 더해서 아군에게는 먹이를 주지 않고 오히려 적군들에게만 먹이를 주고 있다면 우리 성벽은 어떻게 되는 것인가?

요즘 현대인의 식생활은 유익한 미생물을 생기게 하기보다는 유해균이 좋아하는 간편식, 인스턴트 식품들이 주를 이루고 있다. 이런 상황이 지속되면 굶고 있던 아군이 결국 자신들이 성벽을 알아서 무너뜨리는 것처럼 장 점막을 먹이 삼아서 먹게 된다. 그렇게 되면 장 점막이 얇아지고 그로 인해 흡수하지 말아야 할 불순물들을 대량으로 흡수하게 되는데, 이런 흡수과정을 통해 인체 항상성이 무너지게 된다.

건강과 다이어크의 핵심은 마이크로바이옴

결론적으로 장내 흡수를 구분하는 장 점막은 인체 최후의 방어선인데, 장내 미생물들의 균형은 이 방어막을 더욱 견고하게 만들 수도, 반대로 자신들이 부술 수도 있는 것이므로 불순물들이 인체에 흡수되지 않도록 방어막을 견고하게 할 필요가 있다.

신경전달물질 생성과
장내 미생물과의 소통

세로토닌 / GABA 생성

과학 분야에서 일하는 분들의 이야기를 듣다 보면 인체는 소위 화학공장이라는 말을 할 때가 있다. 체내에는 다양한 호르몬들이 생성이 되는데, 그중에서도 우리가 행복 호르몬이라고 이야기하는 4종류의 호르몬이 있다. 바로 엔도르핀, 세로토닌, 도파민, 옥시토신이 그 주인공이다. 이 중에서도 세로토닌과 도파민은 장내 미생물이 만들어낸다. 여기에서는 세로토닌 호르몬에 대해 깊이 알아보도록 하자.

세로토닌은 신경 전달물질 중 하나로서, 우리 뇌 속에 뉴런을 통해 다른 뉴런으로 신호를 보내는 것을 돕는 역할을 하는 신경전달 물질이다. 이 세로토닌은 강력한 화학물질인데, 뉴런들이 세로토닌을 제대로 분비하느냐, 분비하지 못하느냐가 우리가 감정과 기분을 조절하는 데 있어서 매우 중요한 역할을 한다.

인체에 세로토닌이 부족하게 되면 무슨 일이 생기게 될까? 인체 내 세로토닌 저하의 대표적인 질병은 우울증, 불면증, 당 촉진, 피로 감, 소화불량 등 수많은 문제들을 야기시키게 된다.

우울증이 있는 사람들의 뇌를 관찰한 결과 세로토닌이 부족한 것을 알 수 있다. 세로토닌의 분비가 부족한 것으로 인해, 감정적 조절과 충동 조절이 어려워진다는 것은 이미 오래전에 밝혀진 사실이다.

우울증 증세가 심해지면 불안 증세로 이어진다. 우울증 증세는 자신의 자존감을 현저히 떨어뜨리게 되고 이로 인해 심하게는 자살 충동까지 생기게 된다.

또한 세로토닌과 관련이 깊은 부분이 바로 수면과 관련한 불면증이다. 잠을 잘 자는 것은 축복이라고들 이야기한다. 그러나 이 수면을 온전하게 취하지 못한다면 우리의 생활은 어떠할까? 세로토닌의 분비는 수면 호르몬인 멜라토닌의 생산에도 매우 직접적인 영향을 미친다. 세로토닌의 분비가 적을 때, 멜라토닌의 분비도 영향을 받게 된다.

이 멜라토닌은 수면 호르몬이라고도 하는데 호르몬의 분비가 잘되어야 수면을 제대로 취할 수 있다. 이로 인해 수면부족 현상이 일어나게 되면, 그 사람이 일상적인 생활을 유지하는 데에는 많은 어려움이 따르게 된다. 세로토닌 부족은 이외에도 소화기능의 문제와 당을 촉진하는 문제 등 수많은 문제를 야기시키게 된다.

그런데 특이하게도 뇌 호르몬인 세로토닌은 뇌가 아닌 장에서 90% 이상이 생성된다는 것이다. 그렇다면 우리 장은 어떤 과정을 통해서 이 세로토닌을 생성해내는 것일까?

우리가 섭취하는 영양소 중에서는 탄수화물과 단백질, 지방이 대표적인데, 그중 단백질이 소화가 되어 내 몸이 흡수할 수 있도록 잘게 나뉜 것을 아미노산이라고 한다. 이 아미노산은 '필수 아미노산'과 '비필수 아미노산'으로 구분되는데, 필수와 비필수의 차이는 내 몸에서 생성되느냐, 아니면 외부에서 섭취하느냐 여부이다.

우리 몸은 필수 아미노산을 체내에서 생성할 수 없기 때문에 외부에서 섭취해야만 한다. 세로토닌을 생성하기 위해서는 이 필수 아미노산 중에 하나인 '트립토판' 섭취를 해야 한다. 이 트립토판은 견과류나 달걀, 생선, 치즈, 붉은 고기류에 많이 포함이 되어 있다.

세로토닌의 생성과정은 다음과 같다. 트립토판 성분을 포함하고 있는 음식을 섭취하게 되면 장에서 미생물들이 트립토판과 비타민, 미네랄 등을 합성해 '5-하이드록시 트립토판'을 생성하고, 이렇게 생성된 것이 여러 단계를 거쳐 세로토닌을 생성하게 된다.

결국 세로토닌은 '트립토판'으로부터 미생물에 의해 만들어지게 되는 것이다. 조금 더 쉽게 설명하면 장을 공장이라고 할 때, 장내 미생물들은 세로토닌을 생산하는 생산자인 셈이고, 필수 아미노산인 트립토판은 세로토닌의 재료가 되는 것으로 이해하면 쉽다.

세로토닌은 인체에 많은 부분에 관여하나 특히 감정과 수면 조절에 관여하는 대표적인 호르몬이기 때문에 부족하면 절대 안 된다. 그러므로 이 세로토닌을 풍부하게 유지하려면 장내 미생물의 균형이 무엇보다 중요하다.

우울증이 걸린 사람들이 병원에서 약을 처방받는데, 이때 처방받는 약은 세로토닌을 재흡수되는 것을 막아 인체에 세로토닌이 조금 더 오래 유지하도록 돕는다. 그런데 문제는 뇌에 세로토닌이 부족하다면, 이 약으로는 근본적인 문제의 해결이 되지 않는 것이다.

그러므로 세로토닌이 부족하다면 장내 미생물의 균형을 유지하고, 세로토닌의 재료가 되는 필수 아미노산인 트립토판이 많이 함유되어 있는 식품의 섭취가 중요하다.

장내 미생물과 뇌는 연결되어 있다 Gut Brain axis=GBA

우리 장내 미생물과 뇌는 쉬지 않고 통신을 하고 있다. 이러한 장과 뇌의 링크를 장-뇌 축Gut Brain Axis이라고 한다. GBA는 우리 몸의 균형을 유지하는 데 필수적인 요소이다.

GBA의 소통 상황들을 보면, 외부의 적을 인식할 때, 소화할 때 등 다양한 상황에 따라 소통을 한다. GBA의 가장 두드러진 소통 경로는 미주신경이다. 미주신경은 뇌간에서 시작되어 대장까지 이어지는 뇌 신경의 하나이다. 미주 신경은 체내에 광범위하게 분포하고 있으며, 그 기능은 소화, 면역 반응, 혈압, 심장에 이르기까지 인체 여러 반응에 작용하는 것이다.

우리가 음식물을 섭취할 때 바이러스 항원이나 병원균 등이 체내에 유입될 수 있다. 이때 장내에서는 면역반응이 일어나게 되는데 이런 면역반응도 미주신경을 통해 뇌에 전달이 된다.

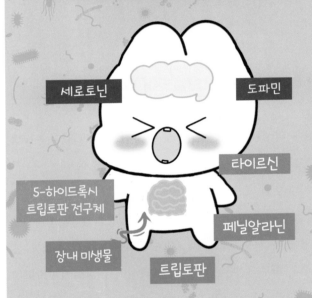

두번째 뇌 " 장내 미생물"

세로토닌

도파민

타이르신

5-하이드록시
트립토판 전구체

페닐알라닌

장내 미생물

트립토판

음식의 섭취와 장내 미생물의 역할로
뇌 신경 물질의
전구체가 생성된다.

또한 섭취한 음식물의 소화 과정도 뇌로 전달이 된다. 이렇게 전달된 신호는 배고픔과 포만감 등의 신호를 상황에 맞춰서 전달하게 된다. 배가 부르니 그만 먹으라는 신호를 전달하기도 하고, 또는 배가 고프니 음식을 섭취하라고 지시한다. 우리가 배가 고프면 짜증이 나기도 하는데, 이런 현상들이 바로 장내 미생물이 전달하는 정보를 미주신경을 통해 뇌에 전달해 나타나는 결과인 것이다.

장내 미생물 세포벽 구성요소 펩티도글리칸

NOD2 수용체 시상하부에 많이 분포 → 펩티도글리칸을 감지하면 시상하부 뉴런의 전기적 활성 억제

GBA 소통과 관련하여 《사이언스Science》에 기재된 최근 논문을 보면, 장내 미생물과 뇌간 소통하는 그 신호 메커니즘은 뇌의 시상하부에서 곧바로 이를 감지해 식욕, 체온 등을 조절한다고 설명하고 있다.
그 세부내용을 보면 면역세포 내에 존재하는 NOD2라는 수용체가 있는데, 이 NODnucleotide oligomerization domain 수용체는 미생물의 세포벽 구성 요소 중 하나인 펩티도글리칸다당류에 짧은 펩타이드 고리가 결합한 것을 감지한다.
NOD2는 뇌의 여러 영역에 존재하는데, 특히 시상하부에 많이 존재하고 있다. 이 펩티도글리칸이 NOD2와 접촉하게 되면 이 NOD2가 많이 분포해 있는 시상하부 뉴런의 전기적 활성이 억제되는 것을 확인하게 되

었다. 이와는 반대로 시상하부 뉴런에 NOD2가 발현하지 않을 경우 미생물의 세포벽 구성요소인 펩티도글리칸과 접촉해도 전기 활동이 둔화하지 않은 것을 발견하게 되었다. 이 관찰은 생쥐 모델의 뇌를 fMRI기능적 자기공명 영상법 영상 기술로 관찰했을 때 나타난 결과이다.

이 관찰을 통해 뇌에 NOD 2가 부족하거나, 없는 생쥐는 뇌가 음식 섭취와 체온을 제대로 조절하지 못해서 체중이 증가하는 것을 보게 되었다. 이런 생쥐는 2형 당뇨병에 걸릴 위험이 커졌으며, 특히 나이든 암컷이 더 그랬다.

과학계에서는 NOD2 수용체 코드를 가진 유전자의 돌연변이가 크론병, 감정 장애, 소화불량 등과 연관돼 있다는 건 이미 알려진 상태이다. 뇌의 시상하부 뉴런의 NOD2 수용체가 장내 미생물의 세포막에서 떨어진 펩티도글리칸을 직접 감지한다는 것은 장-뇌 축 바로 GBA의 신호 메커니즘임을 증명한다. 특히 뇌의 시상하부는 우리의 체온, 시장기, 갈증, 생식 기능 등을 조절하는 뇌의 핵심 중추라는 점에서 장내 미생물과의 소통은 우리 인체의 모든 반응과 연관되어 인체의 활동을 제어한다는 것을 의미하고 있다.

〈'장뇌 축' 작동 메커니즘 확인〉(《연합뉴스》, 2022. 4. 26.)

이런 GBA의 소통은 우리 뇌가 건강한 반응을 유발하게 하고, 또한 우리 몸이 건강을 유지하는 데 중요한 부분을 차지한다. 우리는 '장이 튼튼해야 뇌도 건강해진다'라는 것은 기억해야 한다.

건강과 다이어크의 핵심은 마이크로바이옴

대사물질 생성의 효과

단쇄지방산SCFAs, 박테리오신

우리가 운동을 하거나 과도한 활동을 할 때나 반대로 차분히 숨을 쉴 때도 마찬가지로 언제나 우리의 몸은 활동(대사)하고 있다. 이때 자연스럽게 다양한 일들이 몸에서 나타나는데, 운동을 한다면 땀이 날 것이고, 과도한 활동을 하면 숨이 차면서 숨을 쉬고 내쉬는 과정에서 활성산소가 만들어진다.

이번에 설명하려는 대사물질은 간략히 말해서 '장내 미생물이 장내에서 발효과정을 통해 만들어내는 우리 인체에 유익한 물질'이다. 우리 몸에서는 다양한 효소가 분비된다. 그중에서 대표적인 것이 소화효소이다. 탄수화물, 단백질, 지방을 분해하는 효소가 음식물을 분해하기 위해 열심히 분비가 된다.

그러나 우리가 섭취하는 식이섬유는 앞서 미생물 발효를 설명할 때 언급했듯이 소화효소로 분해가 되지 않고 장내 미생물의 발효에 의해 분해된다.

식이섬유는 미생물들의 먹이이다. 사람도 음식을 먹어야 살 수 있듯이 미생물들도 식이섬유를 섭취해야 생존할 수 있다. 미생물들이 식이섬유를 배불리 먹고 난 후 만들어내는 것이 바로 대사물질이다. 이때 생성해 내는 대사물질 중 가장 대표적인 대사물질이 단쇄지방산 SCFAs과 박테리오신Bacteriocin이다.

박테리오신은 미생물이 생산하는 천연항균성 단백질이다. 발효유제품, 장류, 김치류 등 전통발효식품, 두부, 과실 및 야채류, 어패류 등의 냉장냉동제품, 통조림제품의 저장성 향상, 산패 및 변질 방지에 응용할 수 있는 매우 유용한 물질이 박테리오신이다.

기존에 식품에서 사용되던 항생제가 항생제 내성으로 문제가 제기되었다. 항생제 내성 병원성 박테리아를 제어함에 있어서 기존의 항생제와 천연 항균물질을 병용처리했을 때 훨씬 좋은 효과가 나타난다는 것을 확인했다. 앞으로도 박테리오신을 활용한 항균물질들의 활용도가 높아질 수밖에 없다.

박테리오신은 천연 항균 외에도 차세대 항암제로도 각광받고 있다. 암은 세계적으로 인류의 건강을 위협하는 대표적인 질병이다. 현재까지 대표적인 암 치료법이 수술과 항암으로 나뉘어져 있다. 특히 수술이나 방사선 치료는 암 치료에는 효과적이나 전이가 일어난 경우에는 항암제를 투여하는 것이 일반적인데, 이러한 항암치료는 심각한 부작용을 수반하기 때문에 안전하고 부작용이 적은 항암제가 필요하다.

건강과 다이어크의 핵심은 마이크로바이옴

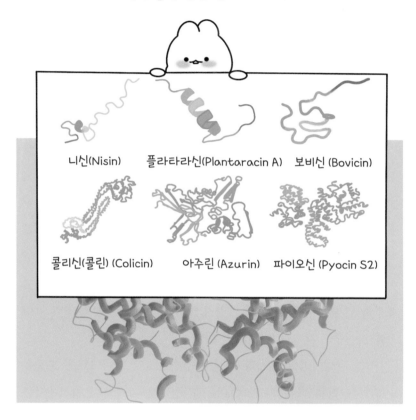

항암활성 항균 펩타이드의 구조

니신(Nisin)   플라타라신(Plantaracin A)   보비신 (Bovicin)

콜리신(콜린) (Colicin)   아주린 (Azurin)   파이오신 (Pyocin S2)

그런데 미생물의 대사산물인 박테리오신은 암세포의 성장도 억제하는 것으로 나타났다. 암세포와 박테리오신이 만나게 되면 이 박테리오신이 암세포의 세포막을 파괴하는 것으로 밝혀진 것이다. 특히 양이온성 박테리오신은 암세포의 미토콘드리아 막을 파괴해 암세포의 세포사멸을 유도한다.

또한 암세포는 정상세포와 달리 세포막이 음전하의 성질을 가지고 있는데, 박테리오신이 가지고 있는 양이온성 성질이 정전기적 상호작용을 통해 암세포들의 전이를 억제할 수 있다. 박테리오신 중 대표적 항암활성 박테리오신이 니신이다.

대사산물 중에서도 가장 많은 연구가 이루어졌고 지금도 연구를 하고 있는 대사물질이 바로 단쇄지방산이다. 단쇄지방산은 짧은 사슬 지방산이라고 부르기도 하는데, 이 지방산이 중요한 이유는 장 점막을 튼튼히 만들어주는 대표적인 물질이기 때문이다. 즉, 장내 미생물이 사는 환경을 튼튼히 만들어준다. 또한 항균 작용을 통해 병원균들이 장내에서 증식이 되거나 침투되는 것도 막아준다. 그리고 장내 림프구를 안정화시켜 자가면역질환의 발병을 억제시켜주며, 면역 활성도를 높여주는 것으로 잘 알려져 있다.

또한 단쇄지방산은 지방 축적을 방지함으로 다이어트에 도움을 주고, 인슐린에 작용하기도 하며, 교감신경을 자극하여 신진대사를 원활하게 한다. 또한 심박수를 증가시켜 체온이 올라가도록 해서 체내 남아 있는 영양분을 소비하도록 몸을 조절한다. 이 외에도 장내 환경의 균형을 유지하면서 유해균을 억제하고 유익균이 잘 자라도록 돕는다. 이 단쇄지방산을 풍부하게 만들어내기 위해서는 식이섬유가 포함된 음식을 풍부하게 섭취하는 것이 매우 중요하다.

지금까지 장내 미생물들의 대표적인 역할을 살펴보았다. 염증의 방어, 면역, 미생물 발효, 해독작용, 흡수, 신경전달물질생성, 대사산물 생성 등 장내 미생물은 우리와 공생하며 우리 몸에 필요한 여러 가지 작용들을 한다. 이런 장내 미생물의 균형을 유지하는 것이 우리가 건강을 지키는 핵심이라고 할 수 있다.

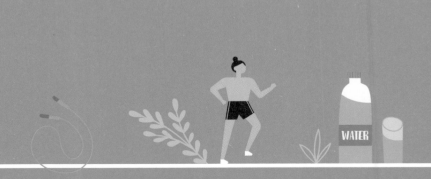

PART 2

다이어트 & 디톡스

"음식이 곧 약이고 약은 곧 음식이다."

의학의 아버지 히포크라테스

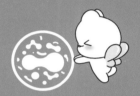

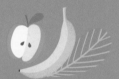

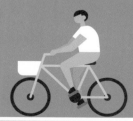

장내 미생물 불균형으로 인해 생기는 현상

Microbiome **01**

장내 미생물이
불면증을 막는다?

하루의 고단함을 풀기 위해 베개에 머리를 대고 숙면을 취하기 위해 준비를 한다. 즐거운 꿈나라 여행을 기대하며 눈을 살포시 감는다. 그런데 문제가 생겼다. 10분이 지나고 20분이 지나고 1시간이 지나도 잠이 오지를 않는다. 불면증이다!

잠을 자고 싶은데 잘 수가 없다는 것은 상당히 불편하고 힘든 일이다. 수면을 취하지 못하면 우리 몸에는 여러 가지 과부하가 일어나게 되는데, 이 과부하로 인해 알츠하이머성 치매, 면역세포 활성도 저하, 인지력 저하, 당뇨, 우울증, 암 등 너무도 많은 질병으로 연결된다.

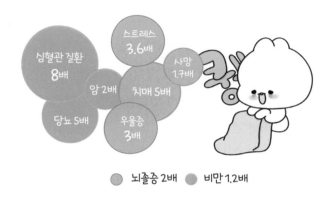

● 뇌졸중 2배　● 비만 1.2배

수면은 몇 시간을 잤느냐보다는 어떻게 잤느냐가 더 중요하다. 좋은 잠을 자고 일어난다는 것은 아침에 눈을 떠서 곧 상쾌한 기분이 드는 상태라고 말할 수 있다.

불면증이란 적절한 환경과 잠잘 수 있는 조건이 구비되었으나 잠을 이루지 못하는 것을 말하는데, 불면증을 겪고 있는 환자는 잠들기가 힘들다거나 야간에 자주 깬다거나, 혹은 새벽녘에 일어나 잠을 설치게 된다. 불면증의 이유에는 스트레스 등 여러 이유가 있겠지만 대표적으로 인체의 수면을 조절하는 수면 호르몬의 부족을 들 수 있을 것이다. 이외에도 시대적으로 스마트폰이 몸의 일부가 되면서 수면을 방해하는 하나의 요소로 추가되고 있다.

수면을 도와주는 호르몬을 멜라토닌이라고 하는데 이 멜라토닌은 또 다른 호르몬인 세로토닌과 직접적인 연관이 있다. 우리 몸은 낮에는 세로토닌이 지배하고, 밤에는 수면 호르몬인 멜라토닌이 지배하게 된다. 두 호르몬 중 세로토닌은 낮에 생성되며, 멜라토닌은 밤에 생성되기에 전혀 다른 호르몬 같아 보이지만 사실은 그렇지 않다. 수면 호르몬인 멜라토닌은 세로토닌이 변한 형태라고 보는 것이 좀 더 맞는 말이며, 낮 동안 세로토닌의 생성된 양만큼 밤이 되면 멜라토닌으로 분비된다고 생각하면 된다.

우리가 아침에 일어나 햇빛의 자극을 받으면 세로토닌의 분비가 시작되며 뇌가 활동을 시작하게 된다. 그리고 해가 지기 시작하면 세로토닌의 분비는 줄고 멜라토닌이 생성되기 시작하는데, 우리 인체의 교감신경이 세로토닌을 관장하며, 반대로 부교감신경이 멜라토닌의 자극으로 인해 밤사이 몸을 쉬게 만드는 역할을 하게 된다.

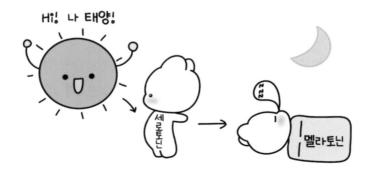

건강과 다이어크의 핵심은 마이크로바이옴

세로토닌과 멜라토닌의 분비를 결정하는 것이 바로 '빛'이다. 이 '빛'을 보면 우리 몸은 세로토닌을 생성하고, 반대로 사라지면 우리 몸은 휴식을 위해서 세로토닌을 멜라토닌으로 바꾸게 된다. 우리 몸의 수면 호르몬인 멜라토닌은 따로 생성되지 않고, 행복 호르몬인 세로토닌의 분비량에 따라 정해지는 만큼 낮에 최대한 세로토닌을 많이 만들 필요가 있다. 우리 몸은 빛이 있으면 낮이라고 생각하기 때문에 멜라토닌 분비를 방해하지 않으려면 밤에 스마트폰이나 TV등을 멀리하는 것이 좋다.

불면증은 장내 미생물과 직접적인 연관이 있는 질병이다. 우리가 음식으로 섭취한 단백질은 소화효소로 분해되어 아미노산이 된다. 이 아미노산 중에서도 필수아미노산에 속하는 트립토판을 섭취하게 되면 이 트립토판을 가지고 장내 미생물이 세로토닌을 만들게 되는데, 이렇게 만들어진 세로토닌이 밤에 멜라토닌으로 만들어 지게 되는 것이다.

아침부터 해가 저물기 전 시간 동안 세로토닌이 풍부하게 분비되어 축적된다면 해가 저문 후 멜라토닌이 정상적으로 생성되어 평안한 잠자리에 드는 것이다. 그러나 낮 시간 동안 세로토닌의 분비가 활발하지 못하고 부족하면, 멜라토닌 또한 부족하므로 불면증 등 수면장애가 생길 수밖에 없다.

트립토판이 풍부한 식품

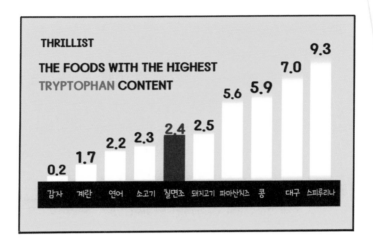

결국 우리 생활 속에서 불면증 개선을 위한 식생활을 위하여 트립
토판이 풍부한 음식을 충분히 섭취해야 한다. 트립토판이 풍부한 식
품을 간단히 살펴본다면 가장 대표적인 음식이 바나나와 우유이다.
두 식품 모두 트립토판의 풍부한 공급원으로 좋은 식품이고 또한 콩
류를 비롯해서 견과류나 달걀, 생선, 치즈 , 붉은 고기류 등에도 많이
포함되어 있다.

건강과 다이어크의 핵심은 마이크로바이옴

우울증의 예방도
장내 미생물의 균형으로부터

불면증과 함께 수면이 부족해지면 우울증이 따라올 수 있다. 이미 전 세계적으로 3억 5천만 명이 우울증을 앓고 있고, 이 우울증은 매년 급격히 증가하고 있다. 국민건강보험공단의 조사에 따르면 우울증으로 진단받거나 힘들어하는 인구가 100만 명이 넘는다는 결과도 있다.

특히나 그중에서 20대가 17% 가까운 비율을 차지한다는 것은 나이를 불문하고 누구에게나 찾아올 수 있는 증상이라는 의미다. 특히 40~50대의 여성 중 25%가 우울증을 앓고 있으며 항우울제를 복용하고 있다는 점도 주목해야 한다.

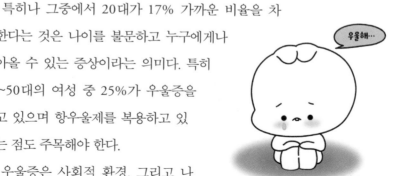

우울증은 사회적 환경, 그리고 나

Q.우울증라 함께 찾아오거나
우울증을 악화시킬 수 있는 동반질환들은?

외상후
스트레스장애

신경계질환

공황장애

당뇨,암

Q.우울증은 생애주기별로 조금씩 다르게 나타나요

소아
/청소년기 우울

산후 우울

갱년기 우울

노년기 우울

Q.우울증의 원인은?

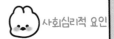
유전학적 요인

신체질환 요인

사회심리적 요인

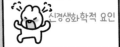
신경생화학적 요인

이, 교육수준 등의 요인에 따라 개인차가 많이 발생한다. 우울증의 증상은 일정 기간 이상 우울한 기분이 거의 매일 지속되는 것으로, 시간이 지날수록 이성적인 판단은 줄어들고 충동적인 판단이 올라가는 위험한 질병이다. 우울증을 앓게 되면 모든 것이 귀찮아지고, 몸의 움직임이 느려지고 쉽게 지치며, 의욕이 줄고 하루 종일 누워 있는가 하면, 초조해하고 불안해하는 등의 증상을 보인다.

그러나 이보다 더욱 중요한 사실은 본인조차 우울증인지 알지 못하는 경우가 많다는 것이다. 우울증은 그 증상을 제대로 이해하는 것이 매우 중요하며, 우울증이 의심되면 빠르게 치료할 필요가 있다. 우울증이 심해지면 수면장애가 나타나고, 이는 불면증을 동반하며, 식욕 장애도 따른다. 더 중요한 사실은 이 우울증으로 인해 심하게는 자살까지 생각한다는 것이다.

우울증은 시간이 지나도 저절로 회복되지 않는 질병이어서 주변 사람들의 조언이나 관심도 별로 도움이 되지 못한다. 이로 인해 정상적인 생활을 할 수 없을 정도의 심각한 부정적 영향을 받게 된다.

우울증 태도에 관한 연구를 살펴보면, 우울증이라는 질병에 대한 이해가 부족하며 우울증 환자에 대해 부정적인 편견이 나타나고 있음을 알 수 있다. 미국에서 조사한 연구 자료 중 우울증이 있는 사람들의 주변 시선을 조사한 결과를 보면, "우울증이 있으면 타인에게 난폭할 것 같다(33%)", "우울증은 전문적인 도움 없이도 호전될 수 있다(37%)"라고 응답한 것에서 알 수 있듯이 환자에 대해 부정적인 태도를 갖고 있으며, 우울증 치료에 대한 욕구가 낮은 것으로 조사되었다.

특히 임신과 출산은 일부 여성들을 우울증 발병에 더욱 취약하게 만드는 것으로 나타났다. 산모의 상당수가 출산 후 수주 이내에 산후 우울증이 발병하는 것으로 나타났는데, 이런 우울증으로 인해 장차 아동의 인지적, 정서적 발달에도 부정적 영향을 줄 수 있는 것으로 알려졌다. 특히 임신 중 우울증은 산후 우울증에 비해 상대적으로 크지 않다고 생각되어 간과되어왔지만, 산후 우울증과 마찬가지로 흔하게 발생하는 것으로 나타났다.

일반적으로 산후 우울증을 치료하는 데에는 생물학적, 심리학적, 환경적 개입 등의 방법이 있으며, 구체적으로는 세로토닌 재흡수 억제제 등의 항우울제로 치료를 하고 있다. 그러나 이런 방식의 치료는 잠시 효과는 볼 수 있으나 근본적인 치료에 접근하지 못하는 것도 엄연한 사실이다.

우울증이 발병하는 이유는 여러 가지가 있다. 어릴 적 겪었던 트라우마처럼 환경적인사회적인 요인이 원인이 될 수도 있고, 과도한 스트레스로 인한 불안 증세와 낮아진 자존감이 우울증의 원인이 될 수 있다. 또한 유전적인 요인일 수도 있고, 또는 신체의 질환으로 인해 우울증이 발병할 수도 있다. 그러나 이러한 다양한 이유도 궁극적으로는 신경전달물질인 세로토닌 호르몬의 분비가 온전하지 못한 데서 비롯된다는 것이 조금 더 정확한 답변일 것이다.

현재 우울증을 치료하기 위해 사용되는 방법은 두 가지 방법이 있는데 병원치료와 음식치료가 있다. 병원치료의 가장 대표적인 치료

건강과 다이어크의 핵심은 마이크로바이옴

세로토닌 재흡수를 억제하는 항우울제

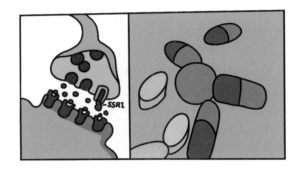

방법은 항우울제 복용이 대표적이다.

항우울제를 통한 치료는 세로토닌의 재흡수를 억제해 인위적으로 세로토닌 양을 늘리는 작용을 증강시켜주는 역할을 한다. 하지만 이런 방법들은 근본적인 해결 방법이 될 수는 없다.

왜냐하면 항우울제를 끊게 되면 다시 원상태로 돌아가기 때문에 결국 평생 약으로 버텨야 하는 것이다. 근본적인 해결을 위해서는 가장 기본부터 챙기는 게 급선무다. 결론적으로 우울증은 세로토닌의 분비가 정상적이지 않아서 생기기 때문에 호르몬의 활성화가 치료의 기본이 된다. 따라서 세로토닌 호르몬은 불면증과 우울증에 직접적으로 연관되어 있는 호르몬이라는 점을 반드시 기억해두자. 최근에는 우울증과 장내 미생물과 관련된 연구가 많이 늘어나고 있다.

신경활동과 장내 미생물 사이의 연관성을 보여주는 연구 사례로 다음과 같은 것이 있다.

우울증과 관련된 연구

벨기에 루뱅 가톨릭 대학교의 레가의학연구소 제론 레이스 교수팀은 특정 장내 미생물의 존재 여부가 사람의 우울증 발병에 영향을 미칠 수 있다는 사실을 1,000명 이상의 실험자가 참여한 두 개의 대규모 임상시험을 통해 밝혔다. 연구 결과는 국제학술지 《네이처 미생물학》에 발표됐다.

연구팀은 1,054명이 참여한 유럽의 대규모 임상 연구 프로젝트를 통해 장내 미생물 게놈과 임상의학 정보를 얻었다.

연구 결과 우울증 환자와 보통 사람들 사이에는 일부 장내 미생물의 수가 다른 것을 알 수 있었다. 보통 사람의 장에서 염증을 치료하는 물질이나, 신경을 활성화해 기분이 좋아지게 하는 뇌 속 '도파민' 관련 물질을 생산하는 미생물 두 종이 우울증 환자에게는 없었다.

그 대신 우울증 환자는 염증성 장 질환인 '크론병'을 잘 일으키는 장내 미생물과 신경 활동을 억제하는 뇌 속 물질인 가바GABA를 만드는 미생물이 많았다. 요약하면, 우울증 환자의 장내 미생물은 신경세포의 활성은 최대한 억눌러 우울감을 느끼게 하고, 염증은 늘려 퇴행성 뇌질환을 늘렸다.

다른 뇌질환과 장내 미생물 사이의 관계도 밝혀지고 있다. 사지 나오키 일본국립장수질병센터 교수팀은 74세 이상 노인 128명을 대상으로 장내 미생물과 치매 사이의 관련성을 밝혀 1월 30일 《사이언티픽 리포트》에 발표했다.

치매에 걸린 노인과 그렇지 않은 노인의 대변을 비교해 분석한 결과, 치매 환자의 장내 미생물에는 식물의 독성물질을 분해해주는 이로운 박테리아인 박테로이드의 수가 적고 '루미노코쿠스' 등 다른 장내 미생물이 많다는 사실을 밝혔다.

또 장내 미생물이 치매의 원인으로 추정되는 '뇌 속 노폐물'과 유사한 단백질이나 염증 유발 물질을 만든다는 분석도 있다.

출처: 〈우울증 '장내 미생물' 때문〉《동아 사이언스》

지금도 장내 미생물과 우울증의 관계는 지속적으로 연구가 이어지고 있다. 이렇듯 장내 미생물이 우울증을 막는 방법 중 하나가 되기도 하고, 또한 우울증을 일으키는 원인이 되기도 한다.

　그렇다면 근본적인 해결방법은 무엇일까? 지금까지의 글을 잘 읽었다면 해답을 바로 눈치챘을 것이다. 근본적인 해결방법은 바로 세로토닌을 생성해내는 장내 미생물 균형의 회복이 최우선인 것이다. 장내 미생물들의 균형을 회복하기 위해서는 앞에서 언급된 미생물의 먹이가 되는 식이섬유를 풍부하게 섭취하고 발효음식으로 식단을 변경하는 것이다.

　또한 단순당으로 된 가공식품들을 멀리하고, 다당류로 된 음식들로 변경하는 것이 기본적으로 장내 미생물을 원상태로 돌리는 길이다. 그리고 세로토닌 생성을 위해 트립토판이 풍부한 식품들을 섭취하는 것이 필요하다. 세로토닌의 생성과정은 트립토판 성분을 포함하고 있는 음식을 섭취하면 장에서 미생물들이 이 트립토판과 비타민, 미네랄 등을 합해 5-하이드록시 트립토판을 생성하고, 이렇게 생성된 것이 여러 단계를 거쳐 세로토닌을 생성하게 된다. 따라서 세로토닌의 원료인 트립토판과 장내 미생물의 균형은 우울증 예방의 가장 기본이 되는 해답이라 하겠다.

　추가로 이와 더불어 멀티 프로바이오틱스의 섭취를 병행하는 것을 권장한다. 다양한 미생물들과 미생물의 먹이를 넣어줌으로써 빠르게 장내 환경을 회복하도록 해야 한다.

우울증의 근본적인 원인은 장내 미생물의 교란과 불균형이 그 기본적인 원인이 되고, 또한 환경의 대표적인 요인인 스트레스와 수면 부족으로 발생하는 병이라는 것을 정확히 아는 것이 필요하다. 그렇기에 가장 근본이 되는 나의 장 건강 상태를 점검하는 일을 최우선으로 챙기기를 바란다. 특히 정신적인 스트레스의 방어도 미생물과 관련이 깊으므로 미생물 균형이 우리 건강에 미치는 영향을 생각하며 관리하길 바란다.

건강과 다이어크의 핵심은 마이크로바이옴

자꾸 깜빡하는 습관, 건망증?
치매? 그것이 궁금하다

　우리가 생각하는 가장 무서운 질병은 무엇일까? 제일 먼저 떠오르는 건 듣기만 해도 한숨이 절로 나오는 '암'이라는 녀석이 아닐까 싶다. 그런데 이 암보다 더 무서운 질병이 있다면? 그 질병은 바로 '치매'이다.

　암은 3세대 면역항암제에 이어 4세대 대사항암제까지 기술의 발전으로 여러 가지 치료 방법들이 나오며 완치에 박차를 가하고 있다. 그러나 치매 치료는 아직 미약한 수준이다. 현재의 치료는 근본 원인을 해결하기보다는 증상이 악화하지 않도록 관리하는 수준이기 때문이다.

　실제로 나이가 들수록 가장 두려워하는 질병을 꼽아보면 '치매'라는 답변이 가장 많다. 소중한 자식도 몰라보고 내가 하는 일도 기억하지 못한다면 얼마나 무서울지 상상하기조차 어렵다. 그만큼 치매는 본인뿐만 아니라 주변 가족들에게도 커다란 부담으로 다가오는 질병 중 하나이다.

치매는 다양한 증상을 동반하는데, 기억 상실, 언어 사용 문제, 성격 변화, 일상생활 수행 곤란 및 폭력적 행동 등 개인의 문제를 넘어서 이제는 사회적인 문제로 대두되고 있다. 국내 치매환자 수는 매년 증가하고 있는데, 중앙 치매센터의 조사에 따르면 2018년 77만 명에서 2019년은 81만 명, 그리고 2020년에는 86만 명을 넘어선 것으로 보고되었다. 그리고 2025년에는 100만 명이 넘는 치매환자가 발생할 것으로 전망하고 있다. 치매 환자의 남녀 비율을 보면, 여성의 비율이 62%를 넘어서 남성보다 그 비율이 높은 것으로 나타났다.

항목				노인인구	치매환자
시점	행정구역(시도)별	성별	연령별	노인인구수	환자 수
2018	전국	전체	60세 이상	10,765,609	771,203
2019	전국	전체	60세 이상	11,320,069	816,393
2020	전국	전체	60세 이상	11,939,384	863,542

중앙치매센터 자료

치매는 증세를 나타내는 다양한 병명이 있는데, 크게 3가지로 나눈다. 가장 많은 수를 차지하는 알츠하이머 치매와 더불어 혈관성 치매, 그리고 알코올성 치매가 대표적이다.

'알츠하이머 치매'는 치매질환 중 약 70% 이상을 차지하고 있는데, 기억 및 행동에 장애를 일으키는 치매질환이다. 예를 들어 세탁기를 돌리는 방법을 잊어버리는 일, 가족의 이름이나 자주 사용하는 전화번호를 잊어버리고 기억을 못하는 것이 다반사다.

치매 중에서도 가장 높은 비율을 차지하는 알츠하이머 치매의 원인을 살펴보면, 뇌 안에 '베타아밀로이드'와 '타우'라는 단백질 찌꺼기들이 플라크를 이루고 쌓여서 생기게 된다. 이런 단백질 찌꺼기들이 뇌 속에 쌓이게 되면서 이것이 신경세포 간의 단단한 막으로 자리해 신경세포의 활동을 방해하고, 또한 이로 인해 신경세포의 퇴화를 야기하게 된다.

알츠하이머성 치매 진행 과정

정상
조직을 손상시키는 단백질인 아밀로이드가 쌓여 있지 않다

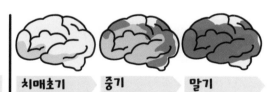

치매초기 → **중기** → **말기**

알츠하이머성 치매에 걸리면 해마가 있는 측두엽부터 시작해 전두엽·후두엽·두정엽에도 아밀로이드가 쌓인다.
이 때문에 치매 환자는 시간이 지날수록 생활하는 데 어려움을 겪는다.

'혈관성치매'는 뇌혈관에 이상이 발생해 나타나는 치매질환이다.

대개 나이가 들면 혈관 탄력이 약해지게 된다. 혈관성 치매는 평상시 생활습관과 많은 관련이 있는데, 고혈압이나 흡연, 당뇨 그리고 비만이 주요한 원인이 된다. 혈관성 치매는 갑자기 발생하거나 급격히 상태가 악화되는 경우가 흔하다.

혈관성 치매는 알츠하이머 치매와는 달리 초기부터 한쪽 마비, 안면 마비, 한쪽 시력상실, 시야 장애, 보행 장애 등 신경학적 증상을 동반하는 경우가 많다. 혈관성 치매의 증상으로는 기억력 감퇴, 언어 능력 저하, 판단력 및 일상생활 실행능력의 저하 등의 인지기능 저하뿐만 아니라 우울, 불안, 망상, 환각, 공격성, 이상 행동, 식이 변화, 수면 장애 등의 정신행동의 증상이 나타난다. 또한 증상이 심한 경우 대소변 실금, 낙상, 욕창, 폐렴, 요도감염 등의 신체적 합병증이 나타나기도 한다.

'알코올성 치매'는 과도한 음주로 인해 발생하는 치매를 말한다. 가령 술을 마시다가 기억을 잃는 것에 대해 필름이 끊긴다는 표현을 사용하는데, 전문 용어로 블랙아웃Black Out이라 말한다. 알코올성 치매는 나이를 불문하고 젊은 층에서부터 나이가 많은 층까지 고루 분포되어 있다.

알코올성 치매는 뇌에서 기억을 담당하는 해마라는 부분과 연관이 있는데, 음주가 계속 이어지면 알코올로 인해서 해마 부위를 포함한 뇌손상이 발생하게 된다. 알코올로 인해 손상이 계속 지속되면 뇌가 위축되면서 알코올성 치매로 발전하게 된다. 치매는 노인에게만

건강과 다이어크의 핵심은 마이크로바이옴

생기는 질환이라고 생각하기 쉽지만, 술로 인한 알코올성 치매는 나이를 불문하고 생길 수 있다.

특히 알코올은 비타민이 몸으로 흡수되는 것을 방해하는 작용을 하게 되는데 비타민B가 부족해지면 뇌 기능에 장애가 생기면서 알코올로 인한 뇌손상도 지속되게 된다.

그래서 이런 무서운 치매의 치료 방안으로 여러 가지 약물 치료들

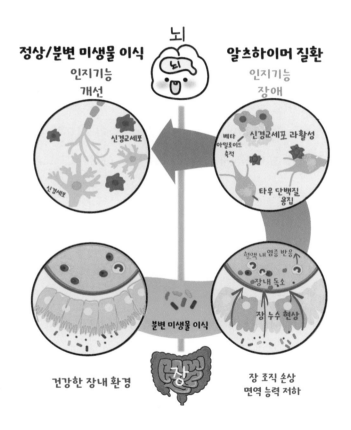

정상/분변 미생물 이식 — 뇌 — 알츠하이머 질환

인지기능 개선 / 인지기능 장애

신경교세포 / 신경세포

베타 아밀로이드 축적 / 신경교세포 라활성 / 타우 단백질 응집

혈액 내 염증 반응↑ / 장내 독소 / 장 누수 현상

분변 미생물 이식

건강한 장내 환경 / 장 조직 손상 면역 능력 저하

을 병행하고 있다. 그런데 이런 치료들은 치매를 늦추는 효과는 있으나 근본적으로 치매를 완전히 치료할 수는 없다.

따라서 지금도 여러 방향으로 많은 연구가 진행되고 있지만, 그중에서도 단연 돋보이는 것이 장내 미생물 치료 연구이다. 그 대표적인 연구를 살펴보면 치매가 있는 환자들의 장내 미생물을 건강한 사람들의 미생물로 체인지해서 치료하는 방법을 찾는 것이다.

장내 미생물의 체인지는 좀 생소한 내용일 수 있다. 그렇다면 이런 연구는 어떻게 진행되는지 살펴보자.

혹시 대변은행이라고 들어보았는가? 똥을 은행에 보관해 치료에 이용하는 것이다. 국내에서는 생소한 이야기이지만 해외에서는 건강한 사람들의 대변을 대변은행에 보관해놓았다가 필요할 때 꺼내서 사용한다. 조금 지저분하게 생각될 수도 있다. 하지만 그 효과는 분명하다.

그렇다면 도대체 변이 무엇이기에 그 상태를 보고 건강을 파악하고, 은행에 저장해두기까지 한단 말인가? 사람들이 하루 평균 배설하는 변의 양은 1인당 평균 128g이다. 변을 말려 물을 제거하면, 하루 평균 29g에 해당하는 양이다.

우리가 더럽다고만 생각하는 변은 과연 무엇으로 이루어져 있을까? 변을 조사해보면 변에는 점액으로 감싸인 미생물로 가득 차 있는 것을 알 수 있다. 1g당 1억 개의 미생물이 들어 있으니 어떻게 보면 영양이라는 관점 측면에선 일반 식품보다 단백질이 2~3배에 달할 정

　　　　건강과 다이어크의 핵심은 마이크로바이옴

도로 풍부한 셈이다. 변에 이런 것들이 풍부하게 들어 있다 보니 비료로 사용할 때 영양학적 측면에서 그 효과가 나타나는 것이 어쩌면 당연한 일이 아닌가 싶다.

바로 이런 건강한 사람의 분변을 체크해서 은행에 저장해놓는 것이다. 그런데 저장하는 절차도 매우 까다롭다. 건강상의 수많은 체크를 통해 아주 건강한 변을 저장해놓는 것이다.

그렇다면 이런 대변은행에 저장된 변과 치매환자는 무슨 관계가 있을까? 치매 환자의 장내 미생물을 모두 비우고 무균상태로 만들고 난 후 대변은행에 저장되어 있는 건강한 사람의 변을 치매 환자의 장에 이식하는 치료법을 쓸 수 있기에 중요하다. 결과적으로 건강한 미생물들을 치매 환자의 장에 주입해 장 상태를 건강한 상태로 바꿔주어서 이 미생물들이 자연적으로 치매를 치료하게 하는 것이다.

이런 연구는 여러 나라에서 진행되었는데 유의미한 연구 결과들이 나오고 있다. 또한 지금도 계속해서 연구가 진행되고 있다.

그러나 이런 방법들은 모두 다 치매가 생기고 난 이후에 치료에 관련된 연구들이다. 오히려 조금 더 완벽한 대안은 바로 치매가 생기기 전에 예방하는 것이다.

치매를 예방하기 위해서는 여러 가지의 방법이 있겠지만 그중에서도 가장 중요한 부분이 바로 수면이다. 좋은 수면이 치매를 예방하는데 일등 공신이다.

국제학술지 《네이처 커뮤니케이션즈》에 실린 연구에 따르면 수면 시간이 하루 6시간 이하인 사람은 7시간 이상인 사람에 비해 치매 위험이 30% 높은 것으로 나타났다. 세브린 사비아 파리 대학교 연구팀은 영국 UCL 연구진이 1985년부터 25년간 모은 약 8,000명의 데이터를 집중 분석했다. 연구진은 이들 중 치매에 걸린 521명에 주목했다.

그 이유는 과연 무엇일까? 우리가 매일 수면을 취할 때 우리의 뇌에서 신경조직을 씻어내는 세척 작업이 진행된다는 연구 결과가 있다. 다시 말해 잠잘 때 뉴런신경세포의 활동이 조용해지면 혈액이 빠져나가고 대신 뇌척수액CSF이 흘러들어 오는데, 이 뇌척수액이 맥파의 리듬을 타고 뇌를 씻어내는 것이다. 또한 이런 뇌척수액이 수면 중에 뇌 사이를 잘 흐르도록 뇌가 수축되어 그 흐름을 좋게 한다는 것이다.

그렇다면 이 뇌척수액은 수면 중에 어떤 것을 세척하는 것일까? 바로 '베타아밀로이드'와 '타우'라는 단백질의 찌꺼기를 씻어내는 것이다. 이렇게 수면 중에 뇌에 찌꺼기로 단단해진 베타아밀로이드와 타우 단백질 플라그를 제거하게 되면 우리 뇌는 플라크가 사라짐으로 뇌 간 소통이 원활해지는 것이다.

아마 여러분도 한 번씩 경험해보았을 것이다. 깊은 수면을 통해 잠을 잘 자고 나면 머리가 맑아지는 경우를 말이다. 머리가 왜 맑아진 것일까? 우리의 뇌는 위에서 서술했듯이 이런 세척 원리가 숨어 있기 때문에 수면을 통해 머리가 맑아지는 것이다. 우리는 수면 중에 일어나는 이런 작용으로 인해 수면이 치매를 예방하는 데 중요한 요인임을 알아야 한다.

또한 우리가 수면하면 알아야 할 것이 바로 수면 호르몬인 멜라토닌의 분비이다. 이 멜라토닌 호르몬의 분비 양은 세로토닌 양에 따라 조절된다. 결론적으로 다시 장내 미생물로 귀결되는 것을 볼 수 있을 것이다. 그러므로 치매를 기능의학적인 관점으로 보면 그 원인은 뇌 세포 사이의 단백질 플라크로 인해 소통의 문제가 생기는 것이고, 이 단백질 플라크는 정상적인 수면을 취하지 못하므로 뇌척수액에 의해 씻지 못해 생기는 것이다. 결국 정상적인 수면을 취하지 못하는 것은 수면으로 이끄는 수면 호르몬인 멜라토닌의 부족으로 연결된다. 즉, 멜라토닌은 세로토닌 호르몬의 분비와 연결되어 있으니 세로토닌 호르몬을 만드는 장내 미생물이 수면의 시작점이라고 할 수 있다.

어떤 책을 보면 '잠자는 시간을 아끼는 것이 성공하는 지름길'이라고 적혀 있다. 그러나 세상적 성공으로 부를 취했다고 하자. 부를 취하고 건강을 잃으면 무슨 유익이 있는가? 조금 늦게 성공하더라도 건강을 지키기 위해서 올바른 수면을 취하길 바란다.

장 누수 증후군을
막기 위한 글루텐 절제

여름철이 되면 뜨거운 햇살 아래 수분이 부족해 땅이 쩍 갈라지는 모습을 본 적이 있을 것이다. 장 누수가 이와 비슷한 모습을 취한다고 이해하면 쉽다. 인체의 소화기관에는 얇은 점막들이 형성되어 있다. 장에도 마찬가지로 장 세포 밖으로 얇은 점막이 층을 이루고 감싸고 있는데, 이곳에 상당히 많은 수의 미생물이 거주하고 있다. 그런데 이 점막 층이 얇아지거나 약화되어 소장의 '상피세포'가 손상이 되어버리면 장내 미생물이 바이러스나 이물질을 제대로 막아내지 못하고 투과시키는 일이 생긴다. 이 현상을 장 누수 증후군이라고 한다.

장腸이 건강해야 온몸이 건강하다는 말도 있듯 장에는 다양한 미생물들과 면역기능을 하는 세포가 상당 부분 몰려 있다. 장 점막에 존재하는 면역세포들은 서로 치밀하게 결합해서 외부의 유해한 바이러스가 세포 사이를 침투하지 못하도록 일종의 방어막을 치고 있다.

그런데 문제는 이런 장내에 서식하고 있는 미생물들의 균형이 무너지는 것에 있다. 장내 미생물들의 균형이 무너져서 과도하게 증가한 장내 유해균으로 인해 생성된 내독소로 장 점막세포가 손상되는 것이다. 이로 인해 세포 간에 치밀하게 결합되어 있는 간격이 느슨해져서 장 기능이 저하되면, 장내의 여러 불순물이 직접 혈관 안으로 유입될 수 있다.

이 중 면역작용을 통해 제거되지 않은 불순물에 의해 체내 염증반응이 증가하며 다양한 대사성 질환을 초래하는데, 이렇게 불순물이 체내에 유입되어 생기는 증상들을 통틀어 장 누수 증후군이라고 한다.

앞서 설명한 것처럼 소장에 위치한 '상피세포'에는 얇은 막과 점액이 존재하는데, 장 세포들을 보호하고 있는 장벽, 바로 보호막이다. 이 보호막의 안과 밖에는 수없이 많은 장내 미생물들이 거주하고 있다. 장내 미생물과 장벽은 외부에서 들어온 병원균, 바이러스, 이물질 등이 장 내벽을 통과투과해 혈액 안으로 들어가는 것을 막아주는 역할을 한다.

특히 인체 소화기관 중에서 장은 가장 많은 이물질을 만나는 내부 기관이자 외부와 연결되는 기관이 바로 장이다. 그렇기에 항시 바이러스와 이물질들이 많이 모여드는 곳이며, 이곳에 인체 림프구의 대다수가 밀집되어 있는 곳이기도 하다. 이런 장이 제 역할을 하지 못한다면 다양한 증상이 몸을 통해 나타나게 되는데, 소화기관 장애를 시작으로 피부, 신경계 그리고 원인을 알 수 없는 염증성 질환에 시달리게 되는 원인이 되는 것이다.

우리 몸의 장내 미생물은 우리가 어떠한 환경에 놓여 있는지, 혹은 자주 먹는 음식에 따라 구조와 균형이 시시각각으로 변화한다.

위점막 손상

과도한 스트레스	항생제 진통제 스테로이드	과도한 음주	인스턴트 음식 인스턴트 식품 합성가공식품	부패한 음식	특정 음식의 알레르기

글루텐과 조눌린

그럼 어떠한 이유로 인해 장벽이 상처를 받고 틈과 틈 사이가 벌어지게 되는 것일까? 다양한 이유들이 있지만 그중에서도 글루텐 섭취가 가장 중요한 쟁점이라고 말할 수 있다.

글루텐은 우리가 섭취하는 밀로 구성된 식품들에 많이 들어 있는 성분으로 잘 분해되지 않으며 끈끈한 성질을 가지고 있다. 따라서 밀가루로 만든 음식은 입은 즐거울지 모르겠지만 장에는 커다란 부담감을 안겨주게 된다.

건강과 다이어크의 핵심은 마이크로바이옴

글루텐에는 글리아딘이라는 성분이 함유되어 있는데, 글리아딘은 글루텐의 메인 성분으로 인간이 분비하는 효소로는 완전하게 분해되지 않는 구조이다. 우리가 섭취하는 음식물을 통해 장 속에 글리아딘이 도달하게 되면 장 속에서는 항체를 만들어 대항하게 된다. 그런데 자칫 잘못하면 정상적인 세포를 공격하는 상황을 만들 수도 있으며, 글라아딘이 장내 미생물을 교란시키고 장벽 세포 사이사이를 느슨하게 만드는 '조눌린'을 분비하게 된다. 조눌린 성분이 장벽 세포 사이의 결합을 느슨하게 만들어 들어가지 말아야 하는 이물질들이 장내벽을 통과하면 다양한 염증반응을 초래하게 된다.

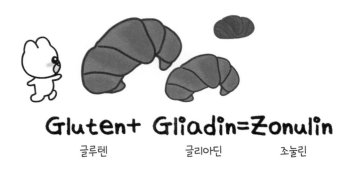

Gluten+ Gliadin=Zonulin
글루텐   글리아딘   조눌린

조눌린 방출을 유발하는 두 가지 요소가 있는데, 그 대표적인 것이 첫째로 장내 미생물이고, 두 번째가 밀이나 기타 곡물에 포함되는 글루텐이다. 장내 미생물의 균형이 잘 이루어진 장에서는 장 누출 지표인 조눌린이 현저히 낮아지는 것으로 알려져 있다. 다시 말해서 장내 불균형은 조눌린 수치가 높아지고 있다는 것을 알아야 한다.

조눌린Zonulin이란?

 1993년 장내 세포들을 '열고 닫는 것이 가능한 틈'이 있다는 것이 밝혀졌다. 장내에 어떤 물질이 장내 세포들을 조절하는 키가 된다는 것인데, 이것이 바로 조눌린이다.

조눌린이 없는 상태에서는 장벽은 '닫힌 상태'를 유지하지만 이 조눌린 단백질이 활성화되면 서로 단단하게 결합되어 있는 세포들이 열리게 된다. 조눌린은 세포막의 수용체에 붙어서 세포에서 여러 반응을 일으키는데, 그 반응의 결과로 세포 사이의 문이 열리는 것이다.

조눌린을 활성화시키는 대표적인 두 가지가 있는데, 하나는 장내 미생물이고 또 하나는 밀에 포함되어 있는 글루텐이다. 글루텐이 우리 몸에 들어와서 분해되면, 글리아딘이 나오는데 이 글리아딘이 세포막의 수용체와 결합하면 세포에서 여러 가지 반응들이 일어나게 된다. 이 반응으로 조눌린이 만들어지게 되며, 이렇게 만들어진 조눌린이 세포막의 수용체에 붙어서, 세포 사이에 결합이 풀리면서 장벽이 열리게 된다.

가장 중요한 점 딱 하나만 기억하자. 글루텐은 소화효소로도 분해가 안 되며 장내 미생물도 분해할 수 없기에 당신이 만약 밀을 많이 섭취하고 있다면 그 양을 조절할 필요가 있다.

폭발적으로 늘어난
자가면역질환 예방법

장내 미생물의 균형이 무너진다면 우리도 모르는 사이에 다양한 질환과 가까워질 수밖에 없는데 그 대표적인 질병의 예가 바로 '자가면역질환'이다. 어느 순간부터 폭발적으로 늘어난 '자가면역질환'은 현재 100가지가 넘는 증상을 보이고 있다.

'자가면역질환'은 말 그대로 자신의 면역체계가 정상적인 세포를 공격하는 질환을 말한다. 내 몸의 면역체계가 병원균을 공격해야 하는데, 그 균형을 잃고 정상 세포를 공격함으로써 발생하는 질병이다. 쉽게 생각하면 내 몸에 침투한 적군을 공격해야 할 군대가 아군을 공격하고 있는 형국이다.

왜 이런 일들이 생기는 것일까? 자가 면역질환의 원인은 다양한

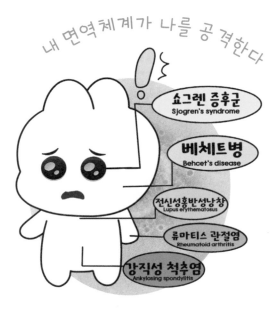

내 면역 체계가 나를 공격한다

쇼그렌 증후군
Sjogren's syndrome

베체트병
Behcet's disease

전신성홍반성낭창
Lupus erythematosus

류마티스 관절염
Rheumatoid arthritis

강직성 척추염
Ankylosing spondylitis

의견들이 있는데, 유전적인 이유도 있고 또한 알레르기 반응의 일종으로 설명하는 학자들도 있다. 그러나 자가면역질환은 궁극적으로 면역계의 균형이 무너져서 생기는 질환임이 명확하다. 그렇기에 최근 이론들을 볼 때 인체 면역계를 생성하는 데 중요한 역할을 하는 장내 미생물과의 연관성을 빼놓을 수 없는 것은 당연하다.

예를 들어 자가 면역 1형 당뇨병이 발생한 어린이의 장내 미생물은 자가면역질환이 없는 같은 또래의 같은 유전형을 가진 어린이와 비교해볼 때 2~3세가 되면서 장내 미생물의 다양성이 감소하는 것으로 나타났다. 또한 아토피 피부염이 발생하는 영아 또한 알레르기가 없는 영아에 비해서 생후 1개월에 장내 미생물의 다양성이 감소하는

건강과 다이어크의 핵심은 마이크로바이옴

것으로 나타났다.

위의 내용들 외에도 다양한 연구가 진행되고 있고 미생물과 자가면역질환에 대한 많은 논문들이 발표되고 있는데, 대다수의 내용들이 자가면역질환과 미생물과의 밀접한 관계를 이야기한다.

'자가면역질환'의 대표적인 질환들은 아토피, 크론병, 비염, 류마티스 관절염, 건선, 습진 등인데, 아이와 어른을 불문하고 발병하고 있으며 그 숫자는 지속적으로 늘어나고 있다.

이 부분은 시대적인 환경의 변화와 식습관의 변화가 가지고 온 결과라 할 수 있다. 결론적으로 나의 생활습관이 쉽고 편하게 단것, 짠것, 자극적인 음식을 찾아가는 잘못된 식습관으로 자리 잡을수록 조금씩, 조금씩 내 몸을 새로운 질병의 길로 안내하고 있는 것이다.

아토피

아토피 질환은 선천적으로 과민한 알레르기 성질에 '염증'이 더해진 만성 피부 질환을 통틀어 '아토피성 피부염'이라 한다. 자가면역질환의 일환인 아토피성 피부염은 '아토피'라 부르는데, 쉽게 낫지 않는 난치병으로 성인이 되어서도 고생하는 경우가 적지 않다.

특히 아토피를 심하게 앓게 되면 불면증에 시달릴 위험도도 높아지며, 육체적, 정신적으로도 극심한 스트레스를 받게 된다. 국내에서는 영아 5명 중 1명은 홍조와 가려움증을 동반하는 아토피성 피부염을 앓고 있다. 이 아토피에 시달리는 사람들의 일부는 평생 아토피를 안고 살아간다.

아토피성 피부염과 관련한 한 연구를 보면, 영아의 장내 미생물이 균형 있게 정착하지 못하고 무너지면, 면역 기능이 떨어짐과 동시에 아토피성 피부염이 발달하는 것으로 나타났다.

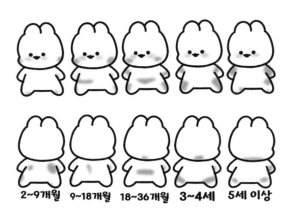

2~9개월   9~18개월   18~36개월   3~4세   5세 이상

이 연구는 생후 6개월 된 영아 129명의 장내 미생물 검사를 통해 채취한 장내 미생물 군집인 '마이크로바이옴'의 유전체를 분석한 결과 아토피가 장내 미생물과 관련이 깊다는 것을 확인하게 되었다. 수유 방식과 관계없이 아토피성 피부염을 앓는 영아의 경우, 건강한 영아보다 장내 미생물의 다양성이 상대적으로 적은 것으로 나타났다.

장내 미생물 상태에 따라 면역 발달과 관련된 유전자 발현이 부족해 면역력이 떨어지고, 아토피성 피부염에 쉽게 노출되는 것으로 나타난 것이다. 특히 아토피를 앓는 영아들의 장내 미생물들을 분석해 본 결과 미생물의 다양성이 정상인에 비해 더 적게 발견된 것으로 나타났고, 또한 아토피의 중증도가 높을수록 더 그런 경향을 보였다. 따라서 장내 미생물을 튼튼하게 만들면 아토피도 호전될 수 있다고 보는 것이다.

특히 장내 미생물의 다양성은 매우 중요하다. 다양한 균주가 장내 포진되어 있어야 하는데, 식습관의 변화로 장내 미생물의 다양성이 점점 더 떨어지고 있다(장내 미생물군의 종류가 최소 500종 이상 분포하고 있어야 한다). 특히 장내 미생물의 다양성을 높이기 위해서는 한쪽으로 치우친 식습관을 버려야 한다. 우리는 어려서부터 음식을 골고루 섭취하라는 이야기를 들어왔다. 미생물의 다양성은 음식과 직접적인 연관이 있기 때문에 음식을 골고루 섭취하는 것은 매우 중요하다.

또한 발효 음식을 다양하게 섭취하여야 한다. 다행히 한국 사람은 김치, 고추장, 된장 등 다양한 발효식품을 섭취하는 환경 속에 살고 있기에 자연스러운 발효 음식의 섭취로 장내 다양한 미생물이 분포하는 환경이 된다.

크론병

다양한 '자가면역질환' 중 장의 과도한 염증 반응으로 인해 생기는 장 질환인 크론병이 있다. 예전에 소화기 문제로 서울대병원에 3개월간 입원한 적이 있었다. 이때 건너편에 입원하고 있는 사람이 한 명 있었는데 대장 절개 수술을 3번을 받았다고 이야기했던 일이 생각난다.

크론병은 '자가면역질환'으로 소화기관에 생긴 염증이 사라지지 않고 면역 세포의 과도한 활동으로 정상적인 장 세포를 '공격'하면서 생기는 질병이다.

특히 크론병은 환부 부위를 제거하거나 절개해도 다시 재발 위험이 높은 질환 중 하나이다. 크론병 환자의 장 내부를 내시경으로 들여다 보면, 상당히 많은 염증 반응이 일어나는 것을 볼 수 있다. 이로 인해 환자는 간헐적으로 찾아오는 극심한 복통과 지속적인 설사, 식욕부진과 체중감소 등 다양한 증상을 겪는다.

크론병이 발생한 환자의 이력을 추적해보면, 영·유아 시절 항생제 남용이나 성인이 되어서도 개선되지 않는 서구화된 식습관 그리고 과도한 스트레스를 받는 경우가 많이 눈에 띈다.

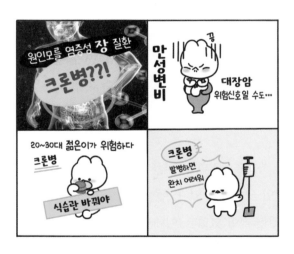

장 점막에 '만성적'으로 생기는 염증은 장내 미생물의 균형을 무너뜨리고 환경을 파괴시켜 증상이 완화되지 않고 지속적으로 어려움

건강과 다이어크의 핵심은 마이크로바이옴

을 겪게 만든다. 특히나 항생제 남용으로 인해 항생제 내성이 생길 수가 있다. 이 항생제 내성은 슈퍼박테리아를 만들어낸다. 이렇게 생긴 슈퍼박테리아는 더 이상 항생제가 듣지 않으며, 사람의 생명까지 앗아갈 수 있다. 그러므로 항생제만 사용하는 치료에 의지하는 것은 오히려 더욱 큰 역효과를 가져올 수 있다.

크론병 치료의 가장 핵심은 장내 미생물의 상태를 정상적으로 바꿔놓는 것이다. 외국의 크론병 환자의 치료 사례를 보면, 항생제의 남용으로 인해 항생제 내성이 생겨서 슈퍼박테리아가 생기게 되었고, 이로 인해 시한부 판정까지 받게 된 사례가 있다. 이때 마지막으로 치료한 방법이 바로 대변이식 수술이다. 앞서 대변은행에 대해 서술했듯이 정상인의 대변을 크론병 환자의 장으로 이식해 수술을 진행했다. 이 수술은 최종적으로 성공했고 방송에서 소개되었다.

분명한 것은 미생물의 불균형으로 발생된 질병은 미생물로 치료해야 한다는 것이다. 그 어떤 의료 기술로도 미생물의 생태계를 복원할 수는 없다. 미생물의 생태계, 즉 미생물들이 균형을 갖추고 잘 사는 환경을 만드는 방법은 오직 하나! 미생물들이 좋아하는 것을 주는 것이다. 그러므로 내 몸에 유익한 미생물들이 좋아하는 음식을 섭취하는 것이 가장 정확한 치료 방법이라 할 수 있다.

그러면 우리는 평상시에 장내 미생물 균형을 맞추기 위해 어떠한 노력을 하고 있는지, 어떤 습관을 가지고 있는지, 나의 생활습관을 가볍게 되돌아보는 시간을 가지려 한다. 아래 항목에 몇 가지나 해당되는지 체크해보자.

체크리스트

☐ 갈증을 이겨내려면 역시나 탄산음료가 최고다.

☐ 밥을 먹고 나서 후식은 언제나 믹스 커피가 기본이다.

☐ 고기는 언제나 진리다. 야채는 장식용으로 비치해둔다.

☐ 여러 가지 반찬 놓고 끼니를 챙기기란 귀찮다. 라면으로 해결하자.

☐ 바쁘다. 바빠. 현대사회! 시간도 부족한데 패스트푸드점이나 자주 애용하자.

☐ 기름에 튀긴 음식은 무엇이든지 맛있다. 야식으로 치킨이나 시켜볼까?

☐ 먹을수록 감칠맛이 입안을 감싸는 밀가루 음식. 역시나 나는 빵돌이, 빵순이다.

☐ 자고로 매콤하고 얼큰해야 먹는 맛이 난다. 혀끝이 얼얼해질 정도로 자극적인 매운맛이 최고다.

몇 가지나 해당이 되는가? 혹시 매일매일 하나씩 번갈아가면서 하고 있지는 않은지 되돌아보고 점검해볼 필요가 있다. 무심코 던진 돌멩이에 개구리가 맞아 죽듯이, 장내 미생물에게도 작은 물결 하나가 큰 영향을 미치는 행동으로 이어질 수 있다.

건강과 다이어크의 핵심은 마이크로바이옴

내 몸 안의 우주를 펼치며 살고 있는 장내 미생물들은 우리가 태어난 순간부터 생을 마감하는 마지막 순간까지 움직이고 변화하는 나와 공생하는 동반자이다.

매일매일 건강한 몸과 체력을 유지하고 싶은가? 우리 몸의 가장 강력한 군대이자 안전장치인 면역체계의 균형을 맞추는 본인만의 습관을 만들자.

불규칙한 수면의 폐해

학창시절을 생각해보면 항상 따라다니던 글귀가 하나 있었다. '잠자는 시간 줄여서 1시간 더 공부하면 인생이 바뀐다!'라는 거창한 글귀였다. 지금 생각해보면 공부도 중요하지만 잠을 잘 자는 것은 더욱더 중요한 일인데, 이걸 잊고 이것이 전부인 것처럼 시키는 대로 달려온 것만 같다.

그런데 예전 우리 때 이야기만이 아니다. 오히려 요즘 학생들이 옛날 학생들보다 잠을 더 못 잔다. 아이에서부터 성인에 이르기까지 바쁜 삶을 살아가기에 잠을 소홀히 하는 경우가 너무도 많은 것이다. 해가 지날수록 어린 학생부터 직장인까지 수면이 부족해 힘들다고 고백하는 사람들이 꾸준하게 늘어나고 있는 추세다. 사람은 잠을 자야만 한다. 잠을 안 자고서는 삶을 살아갈 수 없다.

그렇다면 수면이 왜 중요한 것일까? 그리고 잠을 못 자면 어떤 일들이 생기게 될까?

　수면과 관련된 가장 유명한 실험 중에 하나를 소개하고자 한다. 무려 264.4시간을 잠자지 않고 깨어 있었던 랜디 가드너의 수면 실험이다. 이 실험은 수면을 통해 기네스북에 등재된 사례이다. 무려 11일을 잠을 안 자고 깨어 있었다. 잠을 자지 못한다는 두려움으로 감히 시도해볼 엄두가 나지 않는 도전이고 선뜻 나서기 어려운 실험이다. 실험에서 알게 된 것 중 중요한 부분은 정상적인 수면을 취하지 못하면 죽음에 이르게 된다는 것이다.

　랜디 가드너의 11일간의 무수면 실험 기록에 따르면 2일차에는 졸음과 피로감이 몰려왔고 3일차에는 극심한 기분의 변화가 생겼고 6일차에는 단기 기억상실 증세를 보였으며 종료가 되었던 11일차에는 몸에 이상증상이 생기며 눈에 초점이 없었다고 한다.

　일생의 3분의 1을 차지하는 수면은 너무나도 중요하다. 우리가 잠이 들면 몸에서는 다양한 활동들이 일어나기 때문이다.

　우선 저녁이 되면 뇌 송과선에서 멜라토닌이 분비되어 잠을 잘 준비를 하게 만들어준다. 마침내 잠이 들면 우선 온몸의 근육 긴장이 완화되고 혈압과 체온이 떨어진다. 이를 통해 각 장기마다 혈액량이 많아짐으로써 체력회복에 도움을 준다. 여기에 낮 시간에 있었던 일들 중 불필요한 기억을 제거하고 필요한 기억만 남겨놓은 작업을 하며 각종 호르몬 대사에도 관여를 한다.

수면은 인체 전반에 걸쳐 필수적인 활동들이 잘 이뤄질 수 있게 만들어주는 과정이기에, 잠을 많이 자는 것보다는 깊게 잘 자는 것이 더 중요하다. 더욱이 우리 몸의 장기들은 반드시 쉼이 필요하다. 하루 종일 노동을 한 장기들이 유일하게 쉴 수 있는 시간이 수면할 때이기 때문이다.

하지만 미디어 기기가 많아진 요즘 시대에는 잠을 자기가 참 어렵다. 머리맡에 놓아둔 스마트폰과 불을 꺼놓고 쳐다보는 TV, 늦은 시간까지 먹는 야식 등 수면의 질을 나쁘게 만드는 환경 요소들이 너무나도 많은 게 문제다. 그런데 만약 이렇게 잠을 자지 않고 계속 깨어 있는 상태가 오랜 시간 지속이 된다면 인체의 모든 면에서 생체리듬의 불균형을 경험하게 될 수밖에 없다.

수면과 밀접한 관계가 있는 호르몬은 멜라토닌이다.

멜라토닌은 세로토닌을 기반으로 만들어지는데 이 세로토닌을 장내 미생물이 약 95% 생성하고 있다(뇌에서는 극히 일부만 생성된다.). 즉, 잠을 잘 자기 위해서는 장 건강을 최우선으로 챙겨야 하는 것이다.

세로토닌을 기반으로 만들어지는 멜라토닌 호르몬은 인체에 다양한 기능을 담당하고 있는데 그중에서도 수면과 깊은 관련이 있다. 잠을 자기 위해 이불을 깔고 베개를 준비하듯이 멜라토닌은 우리가 잠에 들 수 있는 인체의 환경을 만들어주는 일을 한다.

즉, 졸음을 유발해 수면에 들어갈 수 있는 문을 열어주는 역할을 하는 것이 멜라토닌이라고 생각하면 된다. 더욱이 이전에 치매에 대

건강과 다이어크의 핵심은 마이크로바이옴

해 서술할 때 수면이 치매와 매우 관련이 깊다고 설명했다. 수면시 뇌에 쌓인 단백질 플라크를 뇌 척수액이 씻어내는데, 깊은 수면 중에 들어가면 뇌세포가 수축되어 그 세포 사이사이 통로가 넓어져서 단백질 플라크들이 잘 씻겨진다. 만일 장내 미생물의 불균형으로 인하여 세로토닌이 정상적으로 생성되지 못하게 되면 멜라토닌의 생성 또한 차질이 생김으로 결국 수면의 질이 떨어질 수밖에 없는 것이다.

여기에 하나 더! 수면에 영향을 미치는 호르몬 중 중요한 호르몬이 하나 있는데 바로 스트레스 호르몬이다. 혹시 아침방송이나 뉴스를 통해 잠만 잘 자도 살이 빠진다는 이야기를 들어본 적이 있는가? 잠을 잘 때 많은 에너지가 소모되고 먹는 시간이 줄어들어서 살이 빠진다는 이야기를 하려는 것이 아니다. 쟁점은 바로 '스트레스'다. 잠을 자기 위해 침대에 누웠는데 오늘 있었던 일이 계속 생각이 나면서 신경이 곤두서는 경우가 한 번쯤은 있을 텐데, 이때 우리 몸의 기관인 부신에서 스트레스 지수를 낮추기 위해 '코티솔'이라는 호르몬이 분비가 된다. 그러면서 함께 분비되는 것이 바로 '인슐린'이다. 몸이 스트레스를 받는 환경을 이겨내기 위해 췌장에서 인슐린이 분비가 되는 것이다.

수면을 통해 몸의 기관이 안정을 취하고 호르몬 분비도 안정되어야 하는데, 계속 몸이 쉬지 못하고 작동한다면 어떠한 일이 생기겠는가? 당연히 과부하로 인한 이상행동이 나타나게 된다. 특히 만성 스트레스는 수면의 질을 더욱 낮추게 만든다. 적절한 컨디션 유지를 위해서는 스트레스 지수를 낮추는 습관이 필요한 시점이다. 여기에 더해 지속적으로 잠을 제대로 못 자면 불면증에 시달린다. 또 늦은 시간에 잠이 들면 장내 미생물의 균형에도 큰 균열이 생기게 된다.

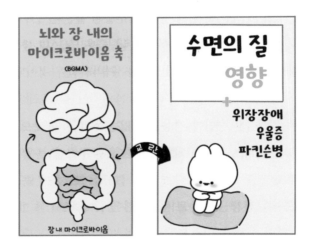

장내 미생물의 불균형으로 인해 수면에 어려움을 겪게 되면 다양한 질병에 노출이 될 수 있다. 앞에서 설명했던 불면증이 대표적인 증상이고, 더 나아가 장내 미생물의 세로토닌 합성 저하로 인해 우울증과 치매까지도 연결이 될 수 있다. 우리 몸은 모든 것이 연결되어 있기에 어느 한 부분에 이상이 생기면 거기서 끝나는 것이 아니라 문제가 다른 기관으로 옮겨진다는 것을 알아야 한다.

짧게 덧붙이자면, 아무리 맛있는 음식을 찾아 먹는다고 하더라도 장에서 미생물이 세로토닌을 온전하게 합성하지 못하면, 수면에 도움을 주는 '멜라토닌' 호르몬의 결핍은 당연한 결과로 연결된다는 것

건강과 다이어크의 핵심은 마이크로바이옴

이다.

그렇다면 평상시에 수면을 취하기 위해 시도하면 좋은 것들은 무엇이 있을까?

1. 잠에 들기 전에 따뜻하게 우유를 한 잔 섭취한다.
2. 트립토판을 풍부하게 함유하고 있는 음식을 먹는다(예: 바나나, 견과류 등).
3. 몸의 긴장을 이완시키기 위해 따뜻한 물로 샤워를 하거나 반신욕을 해준다.
4. 편안한 자세로 앉거나 누워서 눈을 감고 심호흡에 집중한다 (예: 4-7-8 호흡법).
5. 최소 잠자기 30분 전에는 밝은 불빛과 멀어지자. 스마트폰이나 TV와는 안녕을 고하자.
6. 잠들기 최소 2시간 전에는 과격한 운동은 금물! 산보 정도만 챙겨주자. 몸의 긴장이 완화되는 시간을 생각해야 한다.

위 예시를 번갈아 가면서 본인의 생활 습관에 맞춘다면 도움이 될 것이다.

옛 어르신들이 말씀하시는 삶의 지혜는 틀린 말이 없다. "잠이 보약이다"라는 말을 명심하자. 삶의 활기를 위하여 생기 가득 넘치는 일상을 위해 남녀노소 누구나에게 절대적으로 필요한 수면! 작은 습관이 삶의 질을 바꾸게 된다.

건강의 적신호
당뇨병을 극복하려면?

우리나라의 현재 당뇨 인구는 몇 명?

불규칙한 생활로 인해 몸의 대사가 원활하지 않고 어딘가 불편함을 겪게 되는 질환을 대사증후군 혹은 생활 습관병이라고 말한다. 대표적인 질환은 고혈압, 당뇨, 고지혈증 등인데, 어느 하나만 나타난다기보다는 함께 엮여 있는 질병들이다.

그중 당뇨병을 먼저 살펴보자. 대한당뇨병학회가 발표한 〈당뇨병 팩트 시트 논문Diabetes Fact Sheet in Korea 2021〉에 따르면 2020년 현재 우리나라 30세 이상 당뇨병 환자는 약 600만 명을 넘어섰다. 당뇨병의 고위험군인 당뇨병 전 단계의 인구가 약 1,583만 명인 점을 감안하면 우리나라 국민 2,000만 명 이상이 당뇨병 또는 당뇨병의 위험에 시달리고 있는 것이다.

'나는 괜찮겠지?'라는 막연한 자신감이 나중에는 돌이킬 수 없는 독으로 다가올 수 있으니, 평상시 혈당 수치 관리에 주의를 기울여야 한다.

당뇨병은 무슨 질병일까?

그렇다면 당뇨병이라는 것은 어떠한 질병일까? 쉽게 설명하자면 혈액에 설탕이 가득 녹아들어 피가 '끈적끈적'해진 형태라고 이해하면 된다. 우리 몸의 혈액은 머리부터 발끝까지 인체의 세밀한 모든 부분에 영양소와 산소를 전달해주는 역할을 담당하기 때문에, 피가 제대로 순환되어야 한다. 만약 끈적끈적해진 상황, 즉 다시 말해서 피가 제대로 돌지 못한다면, 내 몸에서는 어떤 일이 일어날까? 대부분의 신체 기능에 문제가 생길 테니 생각만 해도 끔찍하다.

그런데 이런 인구가 1,000만 명이 훌쩍 넘었다. 특히 50대 이상을 대상으로 좁힌다면 정말 심각한 상황이 아닐 수 없다. 점점 더 고령화로 접어들고 있으니 당뇨병에 대한 대안이 반드시 필요한 시점이다.

당뇨병을 치료하기 위해서는 각고의 노력이 필요한데, 단순한 노력만으로는 이미 습관화된 생활을 바로 잡기는 힘들다. 안타깝게도 병원에서 처방되는 당뇨약만으로는 한계가 있다. 약으로 모든 병을 고칠 수는 없다. 병원에서는 식습관을 개선하라고 조언을 해주지만, 어떻게 개선하라고는 자세히 알려주지 않는다. 그것은 본인의 몫인 것이다. 그러므로 약으로는 완전한 치료가 불가능한 것이 현실이고, 식습관을 개선하지 않는다면 평생 약으로 버텨야 하는 상황인 것이다.

그렇기에 당뇨가 왜 생기는지에 대한 원리부터 이해를 하고, 그 이해를 기반으로 식단을 꾸려야 한다. 그렇게 우리 식생활을 조금이나마 변화할 수 있는 환경으로 바꾸기 위해 노력해야 하지 않을까?

탄수화물인 밥이나 빵 등의 음식들을 섭취하게 되면, 우리 몸의 소화기관에서 나오는 효소에 의해 분해되어 최종 분해물인 포도당이 된다. 포도당은 장에서 혈관으로 흡수되어 각 세포 안으로 들어가 에너지원으로 사용된다. 이때 췌장에서 분비하는 인슐린이라는 호르몬이 각각 세포의 문을 열어 포도당이 세포 안으로 들어갈 수 있도록 만들어준다.

그런데 만약 다양한 이유로 인하여 인슐린이 제대로 작동하지 못한다면 포도당이 세포 안으로 들어가지 않고 계속 혈관 속을 빙빙 돌며 체류하는 상태가 유지된다. 이렇게 혈관 안에 포도당이 넘쳐나는 상황이 바로 당뇨이다. 정확하게 말해서 제2형 당뇨라고 표현한다. 예전에는 중년 이후 생기는 질병이라는 인식이 강했지만, 이제는 20대부터 노년층까지 다양한 환자들이 발생하고 있는 추세이다.

당뇨병은 어떤 이유로 생겨날까?

어떤 병이든 한 번 발병하면 다시 원상태로 돌아가기가 상당히 어려운 법이다. 특히 당뇨병은 평상시 관리하기 지독할 정도로 힘들다고 알려진 질병 중 하나이다.

당뇨병은 크게 두 가지로 나뉜다. 유전적으로 가지고 태어나는 제1형 당뇨병이 있고, 환경적인 요인으로 생겨나는 제2형 당뇨병이 있

건강과 다이어크의 핵심은 마이크로바이옴

다. 예를 들어 전체 당뇨병의 인구 중 제2형 당뇨병의 환자가 대략 97%를 차지하고, 제1형 당뇨병은 아주 극소수에 불과하다(후천적으로 생기는 당뇨병이 전부라고 생각해도 무방할 정도의 수치다).

제1형 당뇨병은 췌장에서 인슐린을 만들어내야 하는데, 그 역할을 제대로 수행하지 못해서 생기는 질병이다. 다시 말해서 인슐린을 만들어내지 못하므로 세포에 포도당을 넣어줄 수 없다는 것이다. 좀 더 구체적으로 설명하면 밥을 먹으면 혈관에 포도당이 흡수되는데, 이때 혈관의 포도당 농도가 올라가면 췌장의 랑게르한스섬이라는 부위에서 인슐린이 생성되어 세포 안으로 포도당이 들어갈 수 있도록 문을 열어준다. 그런데 인슐린 자체가 생성이 되지 않다 보니 인체의 물질대사에 꼭 필요한 에너지 생성이 불가한 상황이 되는 것이다.

그렇기 때문에 제1형 당뇨병을 가진 환자는 평생 당을 대사할 수 있는 인슐린 주사를 통해서 혈액 속에 주입해야 한다. 현재까지도 제1형 당뇨병은 완치할 수 있는 방법이 없다. 인공췌장의 개발에 대한 기대감이 높아지고는 있지만 그럼에도 불구하고 그 한계는 명확하다.

이제 우리가 일반적으로 당뇨병이라고 이야기하는 제2형 당뇨병에 대해 이야기해보자. 제2형 당뇨병은 가족력인 유전적 요인으로 인해 발병하기도 하지만, 대부분은 우리의 잘못된 생활 습관, 즉 환경적인 요인에 의해서 발병하게 된다.

그런데 우리는 이 당뇨병을 쉽게 생각하고 넘기는 경우가 많다. 그 이유는 당뇨병이 생기더라도 생활상에 크게 불편함이 없기 때문이다. 더욱이 제2형 당뇨병은 발병하고 난 후 지속적으로 그 상태가 천천히 악화되기 때문에, 우리가 살면서 증상의 심각성을 느끼기는 쉽지 않다. 그러면서 당뇨병으로 인해 생체리듬이 변화하니 악순환의 고리에 빠지게 되는데, 결국 되돌리기에 힘든 상태까지 빠지고 나서야 잘못된 것을 인식하게 되는 것이 일반적이다. 그러므로 당의 수치가 높아지는 그 시작점에서부터 우리의 식단은 관리되어야 한다.

당뇨 합병증

당뇨는 합병증이 위험하다는 말은 일반적으로 알고 있는 기본 지식이다. 그렇다면 왜 당뇨는 합병증을 몰고 오는 것일까? 그 사이클이 어떻게 형성되는지 한번 생각해보자.

제2형 당뇨가 생겼다는 것은 세포로 들어가야 할 포도당이 인슐린 저항성으로 인해 세포로 넣지 못하는 상황이란 뜻이다. 결론적으로 이런 포도당이 지방으로 변환되기도 하고, 아니면 혈액 속에서 넘쳐나게 된다.

그런데 혈액 속에서 넘쳐나는 포도당의 상황과는 반대로 세포의 상황은 어떠한가? 세포는 포도당을 원료로 해서 에너지를 만들어야 하는데, 에너지를 만들지 못하는 상태가 지속되게 된다. 다시 말해서 세포는 배가 고픈 것이다. 그러면 이 세포들은 포도당이 부족하다는 신호를 보내게 되고, 이 신호에 의해 우리 뇌는 당을 갈구하게 된다. 때문에 우리 더 많이 섭취하게 되는 것이 있는데, 그것이 바로 과당으로 만들어진 음료이다. 이렇게 쉬지 않고 마시고 먹는 당이 다시 혈액으로 들어가는 상황이 반복되면서 우리 몸의 사이클은 완전히 무너지게 된다.

이런 생활이 반복된다면 우리 혈액은 어떤 상태가 되어 있을까? 아마 설탕을 섞은 것처럼 끈적끈적한 상태가 되어 있을 것이다. 순환이 느려지고 점도가 높은 상태의 혈액은 염증 반응을 일으키기에 충분한 상태가 된다.

혈관에 염증반응이 일어나게 되면 그 혈관은 점차 막히게 되는데, 이렇게 혈관이 막히는 질병을 고지혈증이라고 한다. 그러면 혈관이 막힌 부위는 혈액순환이 느려지게 되고, 느려진 혈액순환을 정상적으로 하기 위해 심장은 더 빠르게 뛰게 된다. 그로 인해 혈액에 압력이 가해지면서 고혈압으로 발전하는 것이다.

이런 상태가 반복될 경우 혈관이 좁은 뇌의 모세혈관들은 어떻게 될까? 뇌의 모세혈관들은 워낙 통로가 좁은 상태라 조금만 막혀도 그 문제가 심각해질 수 있다. 결국 우리가 잘 아는 질병, 바로 뇌출혈이 발생할 수 있다.

이렇게 혈관 내에 당이 넘쳐나는 위치에 따라 질병의 이름이 달라진다. 뇌혈관에 생기면 뇌졸중, 심장 혈관이 막히면 심근경색, 그리고 미세혈관 합병증으로는 당뇨성 망막병증, 우리 몸의 배설을 담당하는 신장이 망가지면 만성 신부전증이 생겨 평생 신장 투석을 해야 되는 일까지도 발생할 수 있다.

뭐든지 과하면 독이 되는 법이다. 특히 혈액 내 당 수치를 조절해야 하는 이유로는 다음과 같은 문제도 있다. 세포로 가야 할 포도당이 세포로 가지 못하고 지방의 형태로 저장하게도 되는데, 이렇게 저장된 지방이 쌓이면서 초기에는 피하지방으로, 나중에는 내장에까지 지방이 쌓이게 된다.

또한 당으로 이뤄진 음식을 과다하게 지속적으로 섭취하게 되면 술을 마시지 않아도 지방간이 생길 수 있다. 흔히 과도한 음주로 인해 생기는 알코올성 지방간에 대한 이해도는 높지만, 비알코올성 지방간에 대한 이해의 폭이 옅은 것은 사실이다.

우리 몸에 가장 큰 장기 중 하나인 간은 여러 가지 일을 도맡아하는 살림꾼이라고 말할 수 있는데, 적혈구의 재활용, 콜레스테롤 생성, 독소 제거, 탄수화물의 대사 등 여러 가지 업무를 담당하고 있다. 그런데 대개 간에 문제가 생기거나 고장이 나면 제일 먼저 의심하는 것은 '술'이다. 물론 술이 원인이 될 수 있지만 술을 한 잔도 마시지 않는데도 지방간이 생기는 사람은 무엇이 문제일까? 그 원인은 탄수화물, 즉 포도당이다.

간은 두 가지 방법으로 당이라는 성분을 저장한다. 우리 몸의 혈액속에 있는 포도당 중 세포로 들어가지 못하고 혈액에 남는 잉여 포도당은 간과 근육으로 이동을 하게 된다. 이때 잉여 포도당을 비상식량으로 저장하는데 이를 글리코겐이라고 한다. 이 글리코겐을 일정시간이 경과해도 사용하지 않으면, 지방으로 변환되어 우리 몸 곳곳에 쌓이게 된다.

건강과 다이어크의 핵심은 마이크로바이옴

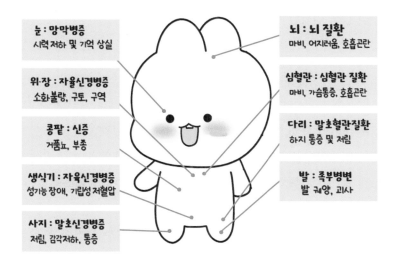

눈 : 망막병증
시력 저하 및 기억 상실

위·장 : 자율신경병증
소화불량, 구토, 구역

콩팥 : 신증
거품뇨, 부종

생식기 : 자율신경병증
성기능 장애, 기립성 저혈압

사지 : 말초신경병증
저림, 감각저하, 통증

뇌 : 뇌 질환
마비, 어지러움, 호흡곤란

심혈관 : 심혈관 질환
마비, 가슴통증, 호흡곤란

다리 : 말초혈관질환
하지 통증 및 저림

발 : 족부병변
발 궤양, 괴사

당 중에서도 우리 생활 깊숙이 들어와 있는 무서운 당이 있다. 그 것은 바로 과당이다. 과당은 과일에서 볼 수 있는 당의 성분인데, 요 즘은 가공된 인공과당들이 생활 곳곳에 스며들어 있다. 다양한 음료 수와 식품 등에 남용되다 보니 포함되지 않은 음식을 찾기가 어려울 지경이다. 과당은 소화과정을 거치지 않고 바로 간으로 흡수가 되는 데, 너무나 많은 양의 과당을 한 번에 섭취하게 되면 우리 몸에 큰 부 담을 안겨준다.

건강을 챙긴다면 어떤 것을 먹을지를 고민하기 전에 무엇을 버려 야하는지 점검하는 시간을 가짐으로써 쉽게 답을 찾을 수 있을 거라 생각한다.

여담으로 시중에 나와있는 '제로'라고 쓰여진 음료에도 많은 양의 당이 들어 있다는 사실을 잊지 않았으면 좋겠다.

장내 미생물과 제2형 당뇨병

제2형 당뇨는 장내 미생물의 균형도와 직접적인 관련이 있다. 지금도 당뇨와 장내 미생물과의 관계를 파헤치기 위한 연구들이 지속적으로 이루어지고 있다. 그 내용들을 살펴보면, 제1형 당뇨와 미생물의 관계 및 제2형 당뇨와 미생물의 관계, 그리고 장내 미생물의 균형 및 미생물 중 특정 미생물과 당뇨와의 관계 등 종류도 다양하다.

우리 몸의 장내 미생물은 인체의 대사 및 염증 조절의 핵심적인 역할을 담당한다. 한 연구에 따르면 당뇨가 있는 사람과 정상인의 장내 미생물총을 조사한 결과 아커만시아 뮤시니필라Akkermansia mu-ciniphila 균주의 차이가 현격히 나타난 것으로 나타났다. 아커만시아 뮤시니필라 균주는 당뇨뿐 아니라 비만, 심장질환, 염증 등과 직접적인 연관이 있는 것으로 나타났는데, 이 질환들의 공통점은 아커만시아 뮤시니필라 균주의 수가 현저히 적다는 것이다.

아커만시아 뮤시니필라는 무너진 장벽의 복구 및 예방할 수 있는 특화된 능력을 가지고 있는 균주이다. 아커만시아 뮤시니필라는 대표적인 유익균이면서 극혐기성이라 장내에서만 증식할 수 있을 뿐 외부에서 음식이나 배양해 캡슐화해서 섭취할 수 없는 미생물이다. 따라서 장내에서 이들 균들을 증식시킬 수 있는 식이섬유를 충분히 섭취하는 것이 중요하다.

건강과 다이어크의 핵심은 마이크로바이옴

2019년도에 '아커만시아 뮤시니필라' 미생물을 증식시키는 연구들의 리뷰 모음 내용

아커만시아 뮤시니필라를 증식시키는 음식

PDXPolydextrose 7g, 하루 세 번
석류 추출물 1g/d
칼로리 제한
노팔 14g + 치아씨드 4g + 콩단백 30g + 이눌린 4g 조합 음식
EpiCor면역력을 높이는 건조효모 발효추출물 500mg/d
레스베라트롤 500mg 하루 두 번(백인종에게만 도움이 됨, 비백인종에게는 도움되지 않음)

또한 인슐린 저항성을 높이는 근본 원인 중 하나인 인터페론 감마 Interferon-γ를 아커만시아 뮤시니필라를 감소시키는 것으로 나타났다. 쥐를 통한 세포의 포도당 대사에 대한 면역계의 중심 사이토카인인 인터페론 감마의 영향에 대한 연구에 따르면 인터페론 감마가 결핍된 쥐는 포도당 내성이 개선되었다. 이 연구에서 인터페론 감마와 포도당 대사 사이의 장내 미생물총이 포함되는지 여부를 연구했는데, 이때 쥐의 장내 미생물 중 하나인 아커만시아 뮤시니필라에 의해 매개된다는 것을 발견했다. 이를 통해 아커만시아 뮤시니필라가 인터페론 감마를 조절하는 것을 확인한 것이다.

또 다른 연구에서는 항생제가 당뇨병 발병 위험을 높인다는 연구

가 있는데, 항생제를 지속적으로 오래 쓰거나 여러 개 사용하면 당뇨병 발병 위험이 더욱 커진다는 것이다. 서울대병원 가정의학과 박상민 교수팀은 20만 1,459명의 항생제 사용과 당뇨병 상관관계를 추적 조사해 항생제 사용 여부가 당뇨병에 어떤 영향을 미치는지 분석한 결과 항생제를 90일 이상 사용한 그룹은 미사용 그룹보다 당뇨병 발생 위험이 16% 높았다. 또 항생제를 5가지 이상 사용한 경우 한 종류만 투여한 그룹보다 당뇨병 발생 위험이 14% 높았다.

우리는 항생제가 장내 미생물에게 어떠한 존재인지 분명히 알고 있다. 적은 양의 항생제라도 미생물에게는 핵폭탄과 같은 존재이다. 항생제는 바이러스뿐 아니라 미생물 생태계까지 초토화시킨다.

연구를 책임졌던 박영준 연구원은 "항생제가 우리 몸의 장내 미생물의 균형을 파괴하기 때문"에 당뇨 유병률이 상승했다고 밝혔다. 특히 장내 미생물이 식이섬유를 발효시켜서 생성해내는 단쇄지방산은 인슐린을 생성하는 췌장을 자극해 인슐린 민감도를 올리는데, 이런

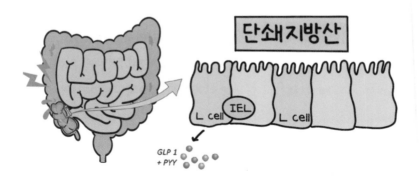

건강과 다이어크의 핵심은 마이크로바이옴

대사산물을 생성할 수 있는 미생물의 생태계가 무너짐으로 내당능 장애가 생기고 인슐린 저항성이 올라가 결국 당뇨병이 발병하게 된다고 밝혔다. 단쇄지방산은 인슐린의 분비를 증가시키고, 혈당을 떨어뜨리는데, 그것은 췌장의 인슐린 분비 지시를 내리는 GLP-1이라는 호르몬이 단쇄지방산이 센서가 되어 장에서 분비되기 때문이다.

한편 당뇨병 환자들이 당뇨약을 먹을 때 장내 미생물의 상태에 따라 이 약의 효과도 달라지는 것으로 확인된 연구도 있다.

성균관대학교 의대 정밀의학교실, 포스텍 생명과학과, 스웨덴 예테보리 대학교, 살그렌스카 대학병원, 룬드 대학교 의대 내과학교실, 덴마크 코펜하겐 대학교 보건과학부 공동연구팀은 장내 미생물 대사체가 당뇨치료제의 혈당조절을 실패하게 만들 수 있다는 것을 제시했다. 당뇨로 진단받은 환자가 가장 먼저 처방받는 약물은 '메포민'인데, 60년 이상 혈당강하제로 대표되고 있다.

연구팀은 장내 미생물이 약물 작용에 영향을 미칠 수 있다는 점에 주목했으며, 선행연구를 통해 당뇨 환자의 혈액에서 이미다졸 프로피오네이트ImP라는 물질의 농도가 매우 높게 나타난다는 사실을 파악했다. 이미다졸 프로피오네이트는 장내 미생물이 내뿜는 대사체로 당내성을 떨어뜨리는 것으로 알려져 있다. 연구팀은 이미다졸 프로피오네이트를 마른 쥐, 비만 쥐, 당뇨를 앓는 쥐에게 주입할 경우 메포민의 혈당 저하 효과가 떨어진다는 것을 확인했다. 쥐에게서 이미다졸 프로피오네이트 작용을 억제할 경우 메포민의 효능이 다시 높아진다는 것도 밝혀냈다. 다시 말해서 장내 미생물 대사체가 세포 내 신호전달을 교란시켜 당뇨약의 약효를 떨어뜨릴 수 있다는 것이다.

끝으로 238명의 제1형 당뇨 환자T1DM들을 대상으로 한 연구에서 당뇨 환자들의 평균 당뇨 유병 기간은 28년(±15)이었다. 또한 당뇨가 없는 당뇨환자들과 유사한 나이, 성별, 비만도를 가진 2,937명을 매칭해서 연구했다. 이 두 그룹의 장내 미생물을 비교했을 때, 차이를 보면 약 30가지의 장내 미생물에서 차이가 나타났다. 특히 제1형 당뇨 환자에서 정상인보다 부족한 장내 미생물이 명확하게 나타났다. 그 내용을 보면 옆의 표와 같다.

최근 미국에서는 혈당 검사 연령을 35세로 낮췄다. 그만큼 평상시 섭취하는 음식의 질이나 생활환경이 건강과는 멀찍이 떨어져 있다는 사실을 방증하는 내용이다.

이렇듯 당뇨병은 장내 미생물과 밀접한 관련이 있다. 몸 전반에 걸쳐 여러 종류의 합병증이 따라올 수 있는 당뇨병을 관리하는 상황이라면 장내 미생물을 먼저 관리하는 것이 지혜로운 선택일 것이다.

건강과 다이어크의 핵심은 마이크로바이옴

ESM 2. Depleted and enriched species T1D compared to HC

Feature	Change	coef	stderr	N	N.not.0	pval	FDR
Alistipes_putredinis	depleted	-2,22465	0,300845	2652	2583	1,89E-13	1,07E-11
Prevotella_copri	depleted	-4,06734	0,602548	2652	1929	1,81E-11	7,56E-10
Ruminococcaceae_noname	enriched	2,267081	0,345473	2652	486	6,35E-11	2,50E-09
_Ruminococcaceae_bacterium_D16	enriched	2,270138	0,346165	2652	489	6,54E-11	2,50E-09
Clostridium_asparagiforme	enriched	2,150115	0,338232	2652	413	2,42E-10	7,38E-09
Alistipes_unclassified	enriched	2,950949	0,492983	2652	353	2,44E-09	6,58E-08
Prevotella	depleted	-3,52558	0,602245	2652	1972	5,39E-09	1,41E-07
Clostridiaceae	enriched	2,457728	0,491484	2652	1238	6,09E-07	8,34E-06
Clostridium	enriched	2,426678	0,491208	2652	1224	8,29E-07	1,08E-05
Lachnospiraceae	enriched	0,565442	0,117307	2652	2651	1,52E-06	1,84E-05
Roseburia	enriched	0,624275	0,129563	2652	2648	1,53E-06	1,84E-05
Clostridia	enriched	0,386226	0,082372	2652	2652	2,89E-06	3,17E-05
Clostridiales	enriched	0,386188	0,082371	2652	2652	2,89E-06	3,17E-05
Alistipes_shahii	depleted	-1,62423	0,34624	2652	2508	2,86E-06	3,17E-05
Bifidobacterium_longum	depleted	-1,8908	0,405338	2652	2295	3,24E-06	3,51E-05
Firmicutes	enriched	0,363903	0,080981	2652	2652	7,30E-06	7,03E-05
Holdemania_unclassified	enriched	1,622708	0,371837	2652	738	1,33E-05	0,000115
Flavonifractor	enriched	1,805046	0,417797	2652	797	1,62E-05	0,000134
Flavonifractor_plautii	enriched	1,804331	0,418777	2652	798	1,70E-05	0,000141
Veillonella_parvula	enriched	1,315599	0,307214	2652	369	1,92E-05	0,000157
Prevotellaceae	depleted	-2,15828	0,536105	2652	2239	5,84E-05	0,0004
Anaerotruncus	enriched	1,411101	0,350919	2652	456	5,95E-05	0,000406
Bifidobacteriaceae	depleted	-1,33109	0,331799	2652	2498	6,19E-05	0,000415
Bifidobacteriales	depleted	-1,33063	0,331803	2652	2498	6,23E-05	0,000416
Akkermansia_muciniphila	depleted	-2,12509	0,54855	2652	2057	0,00011	0,000668
Verrucomicrobia	depleted	-2,11424	0,547819	2652	2056	0,000116	0,00069
Verrucomicrobiae	depleted	-2,11428	0,547821	2652	2056	0,000116	0,00069
Verrucomicrobiales	depleted	-2,11431	0,547822	2652	2056	0,000116	0,00069
Verrucomicrobiaceae	depleted	-2,11481	0,547828	2652	2056	0,000116	0,00069

Table 2 represents top 30 different species in T1D compared to healthy controls.

[출처] 제1형 당뇨 환자에서 장내 미생물의 변화

다이어트와 디톡스

Microbiome **01**

우리의 환경이
좌우하는 다이어트

세상에는 먹고 싶은 음식, 맛있는 음식, 바라만 보아도 식욕을 자극하는 음식이 많다. 그것을 보여주는 각종 미디어를 보고 있으면, 가히 맛있는 음식을 먹기 위해 산다는 말도 크게 틀리지는 않은 듯하다.

여기서 궁금한 점이 하나 있다. 우리는 음식을 먹어야 에너지가 생기고 생활하게 된다. 그런데 나는 내가 좋아하는 음식을 자주 챙겨 먹는 편일까? 아니면 내 몸이 원하는 음식을 챙겨 먹고 있을까?

대개는 전자에 속하는 분들이 많을 것이다. 나도 마찬가지다. 야식의 꽃이라고 불리는 치킨과 금요일 저녁만 되면 이상하게 자꾸 생각나는 삼겹살! 생각만 해도 군침이 돈다. 우리가 알고 있는 맛이지만 다시 또 먹고 싶은 생각은 어찌할 수 없다. 여기에 더해 굳이 움직이지 않아도 되는 편리한 환경 속에 우리는 빠져들어 있다.

예전에는 음식하기 싫은 저녁시간이면 주로 밖으로 나가서 외식을 한다거나 퇴근 후 들어오는 길에 음식을 포장해 오는 일이 전부였다. 그런데 요즘은 집 안 소파 위에서 TV를 보며 스마트폰을 몇 번 터치하다 보면, 밖으로 나가거나, 굳이 전화를 하거나, 사람을 대면하지 않아도 집 앞 현관문 앞에 모락모락 김이 솟아나는 음식이 배달된다. 이렇게 집 안에서 모든 것을 해결할 수 있으니 음식을 조절하기 쉽지 않는 세상이 되었다.

이러다 보니 주변에 많은 사람들이 1년 365일 다이어트를 위해 열심히 노력하지만 결과는 물거품이 되는 경우가 많다. 연초만 되면 굳은 다짐과 함께 '올해는 기필코 해내겠다.'라는 마음으로 헬스장으로 걸어가 3개월 회원권을 결제한다. 그리고 이어지는 모습은 굳이 이야기하지 않아도 알 것이다. 물론 비용 투자가 아까워 집에서 운동을 하거나 아침 운동을 시도하는 사람들도 많이 있다. 그러나 정말 독하게 마음먹고 꾸준한 습관을 만들지 않으면 그저 다짐에서 끝날 수밖에 없다는 것을 우리는 잘 알고 있다.

많은 사람들이 다이어트를 성공적으로 하기 위해 지금도 불철주야 노력하고 있다. 그러나 생각처럼 쉽지 않기에 쉬운 다이어트 방법을 찾아 헤맨다. 그러다 보니 TV를 통해 나오는 다이어트 광고나 홈쇼핑 방송에 눈길이 갈 수밖에 없다.

우리가 다이어트를 하는 가장 큰 이유를 보면, 10대부터 40대까지가 '외모'이고, 50대 이상은 외모와 병행해서 개인 건강과 관련해 다이어트를 하려는 분들이 많이 있는 것으로 나타난다. 남녀노소를 불문하고 다이어트는 평생 최대의 관심사다. 최고의 성형은 '다이어트'라는 말이 있듯이 어떻게 하면 나에게 맞는 다이어트를 찾고 실천할 수 있을까? 다이어트에 대해 하나씩 체크해보며 어떻게 하면 다이어트에 성공할 수 있을지 짚어보자.

다이어트 개념의 이해

TV를 보거나 스마트폰으로 다양한 SNS채널을 보다 보면, 여기저기서 다이어트와 관련된 정보들이 홍수처럼 쏟아져 나온다. 심지어 여기저기서 감량에 성공했다면서 비포 앤 애프터Before & After 사진을 비교해서 보여주니 온 신경이 집중된다. 아무리 내가 다이어트에 관심을 두고 싶지 않아도 관심을 가지게 만드는 환경도 주된 이유 중 하나가 아닐까 싶다.

특히 주변에서는 체중 감량에 성공했다는 이야기, 다이어트에 성공했다는 이야기가 심심찮게 들려오는데, 왜 유독 나한테만 해당은 안 되는 걸까? 그렇기에 열심히 다이어트에 도전했는데 성공하지 못한 경험담도 부지기수다. 이렇듯 누군가 속 시원하게 간단히 해답을 내릴 수 없는 문제이기에, 여기저기서 다이어트에 좋다는 뉴스나 제품들이 쏟아져 나오면 거기에 눈길이 갈 수밖에 없는 것이 현실이다.

그렇다면 우리가 이야기하는 다이어트, 그 개념부터 정확하게 알아보자. 우리가 일반적으로 생각하는 다이어트는 살만 빼면 되는 것으로 생각이 고착되어 있다. 그러다 보니 대부분 다이어트 보조식품을 먹거나, 닭 가슴살 등을 섭취하면서 다이어트를 한다. 그러나 이런 방법은 한쪽으로 편중된 식습관의 효과로 인해 잠시는 살을 뺄 수 있을지 모르지만, 시간이 지나면 요요현상을 겪게 되는 것이 일반적이다. 또한 이런 다이어트를 하면서 섭취했던 불균형의 식단으로 인해 인체의 균형은 무너지는 상태를 맞게 된다.

그렇다면 제대로 된 다이어트는 무엇을 말하는 것일까? 올바른 다이어트는 바로 '디톡스'이다. 디톡스는 우리가 모두 알고 있듯이 우리 몸의 독소를 제거해주는 것이다.

그렇다면 왜 디톡스일까? 우리의 주변을 살펴보면 날이 지날수록 환경과 음식에 대한 이슈가 다양해지고 있다. 공기는 초미세먼지로, 그리고 우리가 먹는 음식들은 온갖 합성물질로 범벅이 되어 있다. 또한 건강하지 않은 기름으로 여러 번 튀겨지는 음식 등 잘못된 환경 속에서 우리 몸에 나쁜 성분이 쌓이고 채워지는 것이다. 이렇게 내 몸속에 쌓여만 가는 독소를 비우는 것, 바로 디톡스가 어찌 보면 당연한 것인데 우리는 이것을 너무도 잊고 산 것은 아닐까?

디톡스와 다이어트는
다른 것일까?

디톡스와 다이어트는 같다!

다이어트를 하기 위해서 가장 필요한 건 운동이라고 생각하고 한 때는 열심을 다해 운동에 몰입했었던 적이 있지만 결국 성공하지는 못했다. 아마 정보가 부족한 것도 하나의 이유가 아니었을까?

보통 살을 빼려면 두 가지 단어를 많이 검색하는 것 같다. 디톡스와 다이어트이다. 대개 두 용어를 우리가 흔히 혼용해서 사용하고 있는데, 이 두 단어는 같은 의미일까? 흔히 독소를 빼내는 디톡스를 통해 다이어트에 성공할 수 있다는 홍보성 글을 많이 접할 수 있지만, 제대로 된 이해를 바탕으로 실천해야 올바른 디톡스와 다이어트에 성공할 수 있을 것이다.

디톡스의 어원을 보면 '제거하다'라는 의미의 'de'와 '독'이라는 의미의 'tox'가 합쳐 만들어진 합성어로 독을 제거한다는 '해독'을 의미한다. 디톡스를 하는 이유는 명확하다. 몸 안에 가득하게 쌓인 유해한 독소들을 몸 밖으로 배출시키는 행위이기 때문이다.

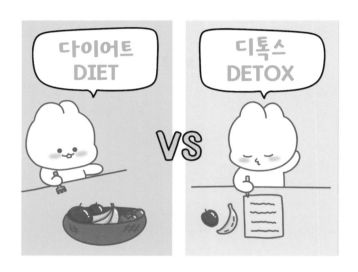

한편 우리가 다이어트라고 이야기하면 살을 빼는 것이라고 알고 있으나, 조금 더 깊게 살펴보면 그 의미가 조금 다르게 쓰이고 있다는 것을 알 수 있다. 다이어트는 그리스어 'diaita 다이아타'에서 유래되었는데, 무조건 체중을 감량해 살을 빼는 의미보다는 평상시 적절한 음식 섭취를 통해 건강한 신체의 유지와 발달이라는 목적을 두고 하는 행위를 가리키는 말이다. 즉, 간단히 표현하면 식단 관리를 뜻한다.

건강과 다이어크의 핵심은 마이크로바이옴

그런데 이 의미가 현대로 넘어와서 특히 한국에서는 맹목적으로 살을 빼는 것에 초점이 맞춰져 있다. 결국 살을 빼고 독소를 비우기 위해서는 일상 속 무너진 생활습관을 올바르게 바로 잡는 것이 가장 중요한 것이라는 것을 알 수 있다.

그렇다면 왜 디톡스를 하면 다이어트가 되는 것인지 그 과정에 대하여 하나씩 차근차근 알아가도록 하자.

디톡스를 하기 위해서는 어떤 준비가 필요할까?

모르는 게 약이라는 말이 있다. 일단 부딪혀보자라는 마음으로 무턱대고 디톡스를 하게 되면 체내에 다양한 불편함을 야기할 수 있다. 머리말에도 적었지만 예전에 디톡스주스를 만들어 먹었던 적이 있었다. 성공을 기대하고 열심을 다해 도전했지만 당시 장이 불편했던 나로서는 궁합이 맞지 않았던 해결책이었다.

그렇다면 우리가 일생생활 속에서 올바른 디톡스를 하기 위해서 준비해야 하는 과정은 무엇이 있는지 하나씩 알아보자.

우선 디톡스를 하기 위해서는 독소의 개념에 대한 이해가 필요하다. 독소는 인체의 정상적인 대사활동이나 생리기능을 방해하고 부정적인 영향을 주는 것을 말하는데, 크게 '외독소'와 '내독소'로 분류해서 나눌 수 있다. 외독소는 외부 환경을 통해 유입이 되는 독소이고, 내독소는 몸의 대사 작용으로 내 몸 안에서 생기는 독소를 말한다.

외독소의 대표적인 것들은 우리가 섭취하는 음식이 있고 흡연, 그리고 환경오염을 대표적으로 말할 수 있다. 그리고 내독소는 활성 산소나 유전적 질환, 체내 만성 염증을 대표로 들 수 있다. 이 중에서 가장 많은 영향을 미치는 것을 고르자면 단연 우리가 섭취하는 음식 이다.

어찌 보면 내 몸속의 모든 독소가 비롯되는 곳이 바로 음식이라고 생각해도 과한 것이 아니다. 오늘 하루 어떤 음식을 먹었는지 또 언제 먹었는지에 따라 우리 몸은 시시각각 변화하며, 몸에서 제대로 소화 시키지 못한 다양한 독소들이 세포에 차곡차곡 쌓인다.

특히 이렇게 쌓인 독소들은 지방 세포에 꼭꼭 숨어서 쉽게 밖으로 나오지 않는데, 내장지방이나 중성지방 형태로 보존이 된다. 더군다나 다양한 염증성 질환으로 발전될 수 있기에 하루 빨리 비워주는 것이 중요하다.

디톡스를 하기 위해 무작정 굶거나 혹은 특정 음식만을 바꾸어 섭 취한다고 해독이 되는 것은 아니다. 특히 이런 방식의 디톡스는 디톡 스나 다이어트 이후 요요현상으로 고통받게 되는데, 이런 현상이 발 생하지 않는 다이어트가 바른 방식이 아닐까 생각한다.

수영을 하기 전 부상을 예방하기 위해 전신 스트레칭을 해주는 것 처럼 우리 몸도 해독을 할 수 있는 환경을 만들어주는 것이 중요하다. 디톡스를 하기 위해 우선적으로 점검해야 하는 나의 생활 습관으로 어떠한 것이 있을까?

운동이 부족하지는 않은가? 편향적인 식단을 고수하지는 않은가?

아니면 무언가 먹어서 체질을 바꾸려고 노력하는가? 수많은 의문이 떠오를 것이다.

그런데 '보조식품을 더 먹어서 디톡스를 해야지!'라고 고민하는 것이 아니라 '어떤 것을 덜 먹을까? 나에게 맞는 식사법은 무엇이 가장 효과적일까?'를 찾아내는 것이 디톡스의 시작인 것을 알아야 한다. 지금부터 그것을 가능하게 만드는 디톡스의 환경을 알아보자.

디톡스의 환경 조성 → 장내 미생물의 균형

디톡스에 있어서 가장 중요한 포인트를 콕 찍어달라고 이야기한다면 무조건 '장'이다. 건강한 장이 어떻게 디톡스를 가능하게 만들어주는지, 그리고 균형 잡힌 장내 미생물의 생태계가 얼마나 중요한지에 대해 모든 사람이 반드시 알았으면 좋겠다.

우리 장 속에 거주하고 있는 장내 미생물은 너무나도 다양한 일들을 하는데, 그중에서도 특히 중요한 것이 바로 해독이다. 앞에서도 설명했듯이 많은 사람들이 해독이라고 이야기를 하면, 제일 먼저 간을 떠올린다. 실제로 간은 우리 몸에서 일어나는 엄청난 양의 일을 수행하기 때문이다.

그런데 조금만 더 깊이 생각해보면, 일상생활 속에서 우리 몸속에 가장 많은 미생물과 바이러스가 모이는 집합장소는 어디일까? 그곳은 누가 봐도 당연히 '장'이다.

따라서 모든 독소의 집합장소인 장에서 들어온 독소를 제거할지, 아니면 배출할지, 그것도 아니면 몸속 혈관으로 넣어서 온몸에 보낼지는 장 속의 파수꾼인 미생물에 의해서 결정되는 것이다. 결과적으로 장의 미생물 균형을 어떻게 맞추는지에 따라 디톡스의 성패가 달라진다.

우리 몸을 한번 생각해보자. 내 몸의 안과 밖을 구분한다면 어떻게 구분될까? 음식을 섭취하면 잘게 분해시키는 우리 몸속의 소화계는 과연 안일까? 아니면 밖일까?

우리 몸의 소화계인 위와 장은 보기에는 달리 몸의 외부인 밖으로 인식하는 것이 맞다. 입과 항문까지를 하나의 튜브로 생각해보면, 밖으로 연결된 구조가 보일 것이다. 그렇다면 영양분이 내 몸속, 다시 말해서 혈관 안으로 들어가는 통로는 어디일까? 바로 장이다.

그렇기에 내 몸속으로 들어가는 입구인 장을 방어하고 관리하는 것이 디톡스의 시작점인 것이다. 독소를 제거하거나 방어하는 면역이 이루어지는 핵심적인 관문인 장이 뚫려서 독소가 흡수된다면, 내 몸 곳곳의 혈관 및 장기에 활개치고 다니는 상태가 될 것이다.

우리는 음식을 먹어야 활동을 할 수 있다. 마찬가지로 우리 장내에 살고 있는 미생물도 음식을 기반으로 에너지를 만들어내고 인체에 유익한 활동을 한다.

그런데 서구화된 식습관과 편리함을 추구하는 식습관으로 인해

건강과 다이어크의 핵심은 마이크로바이옴

장이, 그리고 장내 미생물들이 고통을 받고 있다. 야채나 자연식품을 보기 점점 어려워지고 간편하게 끓여 먹을 수 있는 라면을 시작으로 글루텐으로 가득 찬 밀가루 음식이나 빵, 패스트푸드, 인스턴트 식품 등등이 식탁을 점령하고 있다. 모두 우리 몸에서 소화하기 어렵거나 장내 미생물의 불균형을 가속시키는 것들이다.

이로 인해 장내 미생물 중 유익균의 비율은 점점 낮아지고 유해균의 비율이 더욱 높아지면서 같은 양의 음식을 섭취해도 더 많은 독소와 열량을 몸 안으로 흡수하게 되는 악순환의 고리에 빠지게 된다. 특히 유해균의 비율이 높아지게 되면 나도 모르게 유해균들이 좋아하는 음식을 더 찾게 된다. 그것은 나의 장이 뇌와 소통해 유해균들이 먹고 싶어하는 것들을 뇌를 통해 주문하기 때문이다.

이런 것을 보면 과연 이 음식은 내가 먹고 싶은 것일가? 아니면 내 장내 유해균들이 먹고 싶어하는 것일까? 그 해답을 찾기 힘든, 아이러니한 상황에 처하게 된다.

디톡스를 위한 첫 번째 과제는 무너진 장내 미생물의 불균형을 잡아주는 것이다. 장내 미생물의 불균형을 해소하기 위해서는 평상시 먹는 음식의 종류를 바꿔줘야 하는데, 그중에서도 섭취를 많이 늘려야 하는 것은 당연히 식이섬유가 풍부하게 들어있는 채소나 과일이다.

장내 미생물의 먹이인 식이섬유를 풍부하게 섭취하면 유익균들이 활발하게 활동을 하기 시작하는데, 유익균들이 식이섬유를 먹고 대사함으로써 만들어내는 대사산물인 '단쇄지방산'이라는 물질은 장 내벽을 튼튼하게 하고 지방 축적을 억제하며, 염증을 방어하는 등 다양한 역할을 한다. 특히 이 단쇄지방산이라는 대사물질이 다이어트에도 효과가 나타나므로 다이어트를 계획한다면 미생물을 건강하게 하는 것이 필수라 할 수 있다.

특히 유익균이 장의 내벽에 붙은 독소와 불순물 그리고 유해균을 장 밖으로 배출시켜 내면서 장내 미생물의 불균형을 맞추는 데 도움을 주는 일등공신이라고 말할 수 있다. 장 내벽이 튼튼해지면 장 속으로 밀려들어온 독소나 미처 소화되지 못한 음식찌꺼기들이 장 내벽으로 침투하는 것을 막아줌으로써 염증 방어와 해독 작용에 유리해진다.

건강과 다이어크의 핵심은 마이크로바이옴

무엇 때문에 살이 찔까?

다이어트에 도전하거나 중간에 실패한 사람들의 이야기를 들어보면 10명 중 5명은 흔히 "물만 마셔도 살이 쪄요. 숨만 쉬어도 살이 쪄요"라는 농담 같지만 애절한 진담을 들어볼 수 있다. 분명히 나는 조절해서 먹는다고 먹고 심지어 식단까지 꼬박꼬박 잘 챙겨서 먹는데, 왜 빠지라는 살은 빠지지 않고 오히려 더 살이 찌는 느낌만 가득하게 드는 것일까?

원푸드 다이어트, 고탄수화물 저지방 다이어트, 간헐적 단식 등 다양한 다이어트에 도전하지만, 오히려 몸은 더 무거워지고 신경은 더 예민해지며 예전보다 더 폭식하는 경우가 많다. 이렇듯 기껏 체중감량을 했지만 다시 원상태로 돌아오는 '요요현상'을 겪는 사람들도 부지기수다.

흔히 시험이 다가오면 시험성적을 올리기 위해 '벼락치기'로 전날 밤 열심히 학업에 열중한다. 하지만 좋은 결과를 기대하는 것은 욕심

다이어트와 디톡스

일 뿐이다. 좋은 성적을 얻으려면 평소에 복습과 예습을 하는 것이 가장 중요하다는 것을 누구나 다 잘 알고 있다. 다이어트도 마찬가지다.

단기간에 혹은 마법처럼 살이 빠지는 방법은 있지만, 분명한 것은 이러한 방법들은 몸에 무리가 따른다는 것을 알아야 한다. 다이어트는 벼락치기 공부가 아니다. 평생 관리해야 하는 소중한 나의 몸이기에 신중한 접근이 필요하다. 만일 다이어트에 도전을 한다면, 왜 내가 살이 찔 수밖에 없는지, 그리고 다이어트를 하기 위해 나의 몸 상태는 준비가 되어 있는지 확인해보아야 한다.

우리가 살이 찌는 이유, 비만해지는 이유는 다양하다. 지금부터 다양한 원인 중에서도 크게 3가지로 나눠서 하나씩 살펴보도록 하자.

심리적 요인(먹방 / 포만감 / 만족감)

어느 날인가부터 '먹방'이라는 유행하기 시작하면서 타인이 음식을 맛있게 먹는 모습을 보고 대신 만족하는 사람들이 생겨났다. 처음에는 그저 스쳐 지나가는 바람이겠거니 생각했는데, 1년이 지나고 2년이 지나니 이제 먹방은 일상 속에 자연스럽게 스며든 하나의 문화가 되어버렸다.

요즘 디톡스다이어트를 하는 사람들 중 내가 먹고 싶은 음식을 다른 사람이 맛있게 먹는 모습을 보고 대신 만족하며 정신을 무장하는 일이 적지 않다.

건강과 다이어크의 핵심은 마이크로바이옴

그런데 과연 이게 가능할까? 사람은 음식을 먹어야 활동을 할 수 있고 에너지를 만들어낼 수 있다. 내가 먹고자 하는 음식을 먹지 못하고 속으로 끙끙 앓고 참다 보면, 언젠가는 폭식으로 이어지는 뇌관을 품은 셈이다.

음식을 먹는다는 것은 상당히 중요한 일이다. 생존과 직결되는 문제이기 때문이다. 하지만 먹는 것을 자제하지 못하다가 어느 순간 과하게 불어난 뱃살을 보는 순간 우리는 아연실색을 하게 된다. 이때부터 심리적 갈등이 생겨나기 시작한다. 계속 먹을 것이냐, 이제라도 멈출 것이냐. 그런데 살을 빼는 방법은 의외로 너무나 간단하다. 삼시세끼 시간에 맞춰 챙겨먹고, 간식을 줄이고, 최소한 저녁 7시 이후는 아무것도 먹지 않으면 된다. 하지만 이게 세상에서 가장 어려운 일 중 하나 아닐까?

이상하게 음식을 먹었는데도 헛배가 부른다거나 여전히 자꾸 먹고 싶은 욕구가 마음속에서 강렬하게 치솟는 경우가 생긴다. 이렇다 보니 디톡스다이어트 중이어도 자꾸 냉장고 문을 열어보게 되고 입이 심심하다는 생각에 먹을거리를 찾게 되는 악순환이 반복된다.

그러면 여기서 점검해야 할 사항이 하나 있다. 식사 후 포만감이 제대로 들었느냐의 문제다. 물론 과식을 말하는 것이 아니다. 만약 음식을 잘 먹었는데도 불구하고 포만감이 느껴지지 않는다면, 어떤 음식을 먹어야 하는지, 나에게 맞는 음식은 무엇인지 고민해야 한다. 요점은 적게 먹더라도 심리적으로 배부르다는 포만감을 느끼는 것이다. 목까지 차오르는 포만감은 몸에도 부담이 많이 가기 때문이다.

대개 디톡스에 성공했다고 알려진 다른 사람의 식단은 그 사람에게만 맞는 방법일 수 있다. 그것이 좋아보여서 따라했다가 낭패를 보는 경우가 다반사다.

'오늘부터 다이어트를 시작하겠어!'라는 다짐을 하기에 앞서 나에게 맞는 음식은 무엇이 있는지, 내가 먹기 편한 음식은 어떻게 조리해야 할지 정리한 후에 도전해도 늦지 않다.

지하철을 이용하다 보면 간혹 에스컬레이터를 수리하는 곳을 지나칠 때가 생긴다. 그 앞에는 이런 안내 문구가 세워져 있다. '조금 늦더라도 제대로 고치겠습니다.'

태어나서 마지막 순간을 맞이할 때까지 평생을 살피고 관리해야 하는 나의 몸. 조급함을 버리고 제대로 도전할 수 있는 심리적 안정감을 먼저 확보하기 바란다.

쉬지 않는 식사

아침, 점심, 저녁 식사를 제외하고 하루에 얼마나 많은 음식을 먹고 있는지 확인해본 적이 있는가? 여기에는 과일이나 음료도 포함시켜야 한다!

과거 인류는 생존을 위해 사냥을 하고 채집을 통해 음식을 먹었다면, 지금 시대에는 생존과는 관계없이 그저 입이 심심해서 혹은 무언가 당겨서 다양한 형태의 음식을 찾는 사람들이 많이 있다. 이를 전문적인 용어로 '음식중독'이라고 표현한다.

중독이라고 이야기하면 흔히 술, 게임, 도박 등을 생각하게 되는데, 음식 또한 중독이 될 수 있다는 사실을 알아야 한다. 세계보건기구WHO에서는 음식중독과 관련해 직접 테스트를 할 수 있는 항목을 만들었다.

음식 중독 테스트

☐ 1. 음식을 먹을 때 생각한 것보다 훨씬 많은 양을 남기지 않고 먹는다.

☐ 2. 배가 부른데도 계속 음식을 먹고 있다.

☐ 3. 가끔 먹는 음식의 양을 줄여야 하는 게 아닌가 하는 걱정을 할 때가 있다.

☐ 4. 하루 중 많은 시간을 과식 때문에 피로감을 느끼면서 보낸다.

☐ 5. 음식을 지나치게 많이, 혹은 자주 먹느라 일상생활의 불편함을 느낀다.

☐ 6. 음식을 일부러 끊거나 줄였을 때 금단증상(불안, 짜증, 우울감 등)이 나타난다.

☐ 7. 불안, 짜증, 우울감이나 두통 같은 신체 증상 때문에 음식을 찾는다.

☐ 8. 특정 음식을 일부러 끊거나 줄였을 때 그 음식을 먹고 싶은 강렬한 욕구를 경험한 적이 있다.

_ 출처: 세계보건기구

당신은 몇 가지나 해당이 되는가? 3개 이상 해당된다면 음식 중독을 의심해볼 수 있다. 우리의 몸은 음식을 섭취하면 뇌 시상하부에서 도파민이라는 호르몬이 나온다. 도파민_{장내 미생물이 만들어내는 호르몬}은 쾌락, 욕망, 동기부여, 감정, 운동 조절 등에 영향을 미치는 뇌의 신경 전달물질이다. 그런데 이것이 제대로 조절이 되지 않을 경우 계속 음식을 먹게 된다.

음식 중독으로 고통을 호소하는 사람들의 식단을 자세히 들여다보면 특정한 식품만을 편식해서 먹는 것을 볼 수 있다. 특히 짠맛, 매운맛 등 자극적인 음식을 많이 섭취한다. 고소하면서도 달달한 맛을 자랑하는 밀가루로 만들어진 빵류. 면류, 지방과 당이 적절하게 배합된 음식들, 기름에 튀긴 음식 등 편향적인 식습관을 가진 사람들을 많이 찾아볼 수 있다.

그렇다면 우리는 왜 이런 음식들에 중독이 되며 지속적으로 찾게 될까? 이를 이해하기 위해서는 장내 미생물의 상태를 생각해보아야 한다. 다시 말해서 편향적인 식습관과 음식들이 장내 유해균들이 원하는 식단이기에 맵고 짜고 달고 자극적인 음식들에 중독되었다면, 장내 미생물의 균형이 무너져 있는 것을 의심해봐야 하는 것이다.

편향적인 식습관

요즘은 TV나 스마트폰을 보면 여기저기 맛있는 음식을 소개하는

건강과 다이어크의 핵심은 마이크로바이옴

프로그램들이 즐비하다. 무심코 쳐다보고 있노라면 '나도 먹고 싶다.'라는 생각이 드는 경우가 자주 있다. 특히 늦은 시간 아무런 생각없이 TV를 보고 있다가 라면을 먹는 광고가 나오면 정말로 참기가 힘들다.

더군다나 요즘은 눈길만 돌려도 먹을 것 천지다. 하루 종일 배고픔에 시달리지 않고 항상 든든하게 배를 채워주는 음식들이 주변에 널려 있다. 마트에 가면 손쉽게 먹을 수 있는 간편 식품부터 냉동식품까지 조리 과정 없이 전자레인지만 있으면 만능 요리가 탄생한다. 조리나 요리가 불편하면 가볍게 손가락 몇 번 움직이면 갓 만들어진 배달음식이 문 앞으로 찾아온다. 이렇듯 우리는 평상시에 간편하게 음식을 먹는 습관이 몸에 익었다.

소위 이런 음식은 살아 있는 음식이라고 말하기 어렵다. 불에 익혀지고 다양한 합성조미료에 범벅이 되어버린 음식은 맛은 있을지 모르겠으나 내 몸을 위한 올바른 선택이라고 말할 수는 없다.

지금의 식탁은 '편식'이 너무나 심하다. 대개 영양소는 골고루 챙겨 먹으라는 이야기를 많이 들어왔다. 몸의 근간이 되는 영양소로 탄수화물, 단백질, 지방을 이야기한다. 여기에 덧붙이자면 수분과 비타민이 가득 함유되어 있는 과일과 식이섬유도 빼놓을 수 없다.

몸이 좋아하는 음식과 내가 좋아하는 음식은 엄연히 다르다. 우리 몸에는 탄수화물과 단백질 그리고 지방을 분해하는 소화효소는 존재하지만 합성감미료를 소화시키는 소화효소는 존재하지 않는다. 몸에 맞지 않는 음식이다. 자연에서 만들어낸 음식이 아닌 사람이 만들어낸 화학물질이기 때문이다. 맛은 챙겼을지 모르지만 영양까지 생각하지 않았다는 것을 항상 명심해두었으면 좋겠다.

위장에서는 섭취한 음식물이 빠르게 소화되어 십이지장을 거쳐 대장까지 이어지는 기나긴 여정최대 7m이 지체되지 않고 진행되어야 한다. 그렇지만 지금 먹고 있는 음식들은 여러 가지 방해요소를 많이 가지고 있는 음식들이다.

어릴 때부터 다양한 가공식품을 접하고 자연식품을 멀리하는 편식이 습관이 되다 보면, 이유를 알 수 없는 다양한 질환에 노출이 되는 일들이 빈번하게 일어나게 된다.

과일과 식이섬유에는 다양한 영양소들이 포함되어 있다. 다량의 무기질과 비타민이 함유되어 있고 식품효소까지 함께 섭취할 수 있으니 소화시킬 때 편안함을 느낄 수 있는 것은 당연지사다. 소화가 가장 빨리 이뤄지는 과일은 식후가 아닌 식전 공복에 먹는 것을 추천하며, 식이섬유를 풍부하게 함유하고 있는 신선한 채소를 꾸준히 먹는 습관을 만드는 것을 적극 권장한다.

히포크라테스는 "우리가 먹는 것이 곧 우리 자신이 된다."라는 말을 남겼다. 귀찮다는 생각이 앞서다 보면 편리함은 가까이하고 꼼꼼함은 뒤로 밀려나는 경우가 있다.

한 번 잃어버린 건강은 다시 되찾기에 너무나도 많은 시간과 노력 그리고 인내가 필요하다. 소 잃고 외양간을 고치는 속담이 내 건강에 적용되지 않기를 바란다.

건강과 다이어크의 핵심은 마이크로바이옴

어디서부터 디톡스를
시작해야 할까?

Microbiome **01**

비만균을 없애자

'Work & Life balance' 줄여서 워라밸이라는 단어를 한 번이라도 들어본 적이 있을 것이다. 일과 삶이 균형이 맞아야 인생이 행복해진 다는 말이다. 우리 몸도 균형이 맞아야 행복하다.

평상시 장내 미생물의 균형 잡힌 상황에서는 유해균은 위험하지 않다. 그러나 어느 순간 유익균보다 유해균의 비율이 높아지면서 다 양한 증상이 나타날 수 있는 환경이 만들어진다.

예를 들어 체중관리를 하는 A와 B가 똑같은 환경과 조건 속에서 운동을 하고 같은 음식을 섭취했다면 동일한 결과가 나와야 한다. 그러나 그 결과는 생각과는 다르다. 같은 환경과 조건이어도 살이 찌는 사람와 안 찌는 사람이 나뉘어지게 된다.

왜일까? 그 해답은 장내 미생물이 가지고 있다. 평상시 유익균의 비율이 우세한 상황이라면 장내 미생물이 과식을 하지 않는다. 반대로 유해균의 비율이 높아지게 되면 장내 미생물이 과식을 시작한다. 이를 이해하기 쉽게 '비만균'이라고 표현하겠다.

비만 미생물에 대해 알게 된 유명한 연구결과가 있다. 과학저널 《네이처》 2006년 12월호에 게재된 논문을 보면, 미국 워싱턴 대학교 세인트루이스 제프리 고든Jeffrey Gordon 교수팀의 연구를 기반으로 비만과 미생물과의 연관성이 제시되었다. 이후 비만균에 대한 인식에 많은 변화들을 가져오게 되었다.

연구의 내용을 보면 '페르미쿠테스'와 '박테로이데테스'라는 미생물들의 장내 점유율 상태가 살이 찌고, 찌지 않고를 나타내는 가늠자가 된다. 이 연구는 다이어트를 하는 사람들을 기준으로 진행되었는데, 다이어트를 하는 사람들의 장내 미생물을 보면 페르미쿠테스균이 줄어들고 상대적으로 박테로이데테스균은 늘어나는 것을 확인할 수 있다.

더욱이 날씬한 사람들의 장내 미생물의 구조를 보면 페르미쿠테스균이 비만한 사람들에 비해 낮게 형성된 것을 알 수 있었다. 다시

건강과 다이어크의 핵심은 마이크로바이옴

말해서 페르미쿠테스는 다이어트의 반대되는 균으로 보고, 비만균으로 지칭한 것이다.

그런데 이 페르미쿠테스균은 분류학적으로 '문'에 속한다. 우리가 생물학적으로 분류할 때, 계, 문, 강, 목, 과, 속, 종으로 구분되는데, 이 중 가장 작은 단위가 '종'이고 두 번째로 큰 단위가 '문'인 것이다. 그러므로 페르미쿠테스균으로 통칭하기에는 세부 항목의 균주 종들이 너무 많다. 따라서 페르미쿠테스로 확정지어 지칭하기보다는, 전체 미생물의 균형에 무게를 두는 것이 조금 더 바람직한 표현이라고 할 수 있다.

당시 연구를 할 때에는 미생물에 대한 데이터가 많이 부족한 상황이라 한계가 있었다. 그러나 지금은 미생물의 데이터가 이전보다 많이 축적되어 있는 상태이므로 당시 연구의 결과를 다른 각도로 조명할 수 있는 계기가 된 것도 사실이다. 분명한 것은 장내 미생물의 균형도에 따라 비만이 되는 것은 부인할 수 없다는 사실이다.

또한 쥐의 연구를 통한 미생물의 균형상태와 비만관계의 연구를 살펴보자. 무균 상태에 두 마리의 동일 체형의 쥐를 놓고 한 마리에게는 비만한 쥐의 장내 미생물을 이식하고, 다른 한 마리에게는 정상 쥐의 장내 미생물을 이식했다. 그리고 두 마리 모두 동일한 식단과 동일한 운동을 하도록 환경을 조성했다.

그런데 결과는 비만한 쥐의 장내 미생물을 이식받은 쥐는 비만해지고, 정상 쥐의 장내 미생물을 이식받은 쥐는 그대로 날씬한 상태를 유지하는 모습을 확인할 수 있었다.

이 연구의 결과가 의미하는 것은 무엇일까? 동일한 음식의 섭취와 동일한 운동량에도 불구하고 비만한 정도가 다르다는 것이다. '물만 마셔도 살이 찐다'는 우리 속설이 틀린 것이 아니라는 것을 증명하는 순간이다.

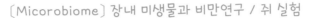

〔Micorobiome〕 장내 미생물과 비만연구 / 쥐 실험

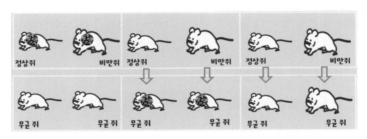

다시 말해서 다이어트를 위해서는 체중관리 식단이나 운동보다 더 우선인 것이 있다. 그것은 바로 장내 미생물의 생태계다. 두 쥐가 달랐던 것은 이식된 미생물이다. 쥐의 장내 미생물의 환경에 따라 살이 찌는 것이 구분되었다.

결과적으로 장내 미생물의 균형이 무너진 상태, 다시 말해서 살이 찌는 환경이 조성되어 있는 상태가 되면, 평상시 흡수하는 영양소보다 더욱 많은 영양소를 추가로 흡수하는 상황을 만들게 된다. 그러다 보니 사용되지 않고 남아 있는 열량이 자연스럽게 지방세포에 들러붙게 되면서 더욱 살이 찌게 된다.

건강과 다이어크의 핵심은 마이크로바이옴

이렇게 많은 연구들을 통해서 알 수 있듯이 장내 미생물의 생태계를 관리해 유익균이 우위를 점하게 만드는 것이 디톡스, 곧 다이어트의 핵심이라고 할 수 있다.

종종 우스운 이야기로 '건강한 돼지'라는 말이 유행처럼 번졌던 적이 있다. 다이어트를 위해 열심히 운동을 하지만, 운동 이후 보상심리로 인해 나를 위로해주는 음식에 손이 저절로 가는 일들이 빈번해지게 된다. 그러다 보니 체격이 커지면서 자연스레 체중도 함께 느는 일을 경험했던 사람들에게서 '건강한 돼지'라는 별명을 붙이게 된 것이다. 그러나 사실 그 어디를 통틀어도 '건강한 비만'은 존재하지 않는다.

과도하게 살이 찌게 되면 체내에서 다양한 호르몬이 분출되게 된다. 살이 찌면 포만감 호르몬 배불러 호르몬으로 알려진 '렙틴 호르몬'이 정상적으로 작동하지 않는 '렙틴 저항성'이 생겨 끊임없이 음식을 먹게 되는 것이다. 결국에는 대사증후군을 억제하는 호르몬으로 인해 지방세포에서 발생하는 착한 호르몬인 '아디포넥틴'의 분비량이 감소가 되는 상황에 이르게 된다.

'아디포넥틴'이란?

펩타이드 호르몬으로 지방조직에서 대부분 만들어지고 분비된다. 지방 세포에 비축되어 있던 중성지방triacylglycerol의 양이 줄어들게 되면, 지방조직에서 '아디포넥틴'의 생성과 분비가 활성화된다. 이렇게 활성화된 '아디포넥틴'은 혈액을 통해 간이나 근육으로 이동해 지방산 대사나 탄수화물 대사에 관여한다.

장내 미생물의 균형이 잘 유지되기 위해서 그리고 평상시 내가 살이 찌는 이유를 알기 위해서는 필수적으로 점검해야 하는 사항이 있다.

장내 미생물의 균형 유지를 위한 체크 리스트

☐ 1. 나는 하루 동안 얼마나 음식을 자주 섭취하는가? 혹은 몇 시까지 먹는가?

☐ 2. 일주일 동안 인스턴트(가공식품)의 섭취 횟수는 얼마나 되는가?

☐ 3. 물과 친해지고 싶지 않다. 톡 쏘는 달달한 음료만이 나를 달래준다.

☐ 4. 인생은 고단하다. 하루 중 걷는 시간이 30분을 넘지 않는다.

☐ 5. 초록빛 채소를 굳이 식단에 추가하고 싶지 않다.

☐ 6. 맵고 짜고 달고 자극적인 음식이 아니면 먹고 싶은 생각이 없다.

☐ 7. 내 손에는 항상 달달한 간식이 쥐어져 있다.

건강과 다이어크의 핵심은 마이크로바이옴

위 사항에 몇 가지나 해당이 되는가? 좋은 습관은 몸에 스며드는 데 시간이 오래 걸리지만 희한하게도 나쁜 습관은 몸에 빠르게 스며든다. 이러한 습관들이 유해균^{비만균}의 비율을 높여주는 데 가장 큰 일조를 하는 것들이다. 그렇다고 오해는 금물이다.

맛있는 음식이 넘쳐나는 세상에서 무조건 먹지 말라고 이야기하는 것은 아니다. 건강한 음식 중에도 맛있는 음식은 너무도 많다. 따라서 우리가 건강한 생활을 위해 좋은 습관을 늘리는 것은 매우 중요하다.

그렇다면 건강한 장으로 되돌리고 유해균^{비만균}을 없애기 위해서 다음의 방법을 하나씩 적용시켜보자.

1. 가까운 거리는 걸어가기. 도보로 10~30분 이내 거리는 걷는 것을 추천한다. 최소 하루 5,000보를 걷는다면 더 좋겠다(하루 중 운동을 위해 10분만 투자하자. 계단 오르거나 TV보면서 스쿼트하기 혹은 팔굽혀펴기 50회 등 근육이 감소되는 것을 예방하기 위해 움직이자).

2. 발효 식품과 가까워지자. 김치, 젓갈, 요거트 등 장내 미생물의 균형을 바로 잡아주는 발효 식품을 자주 섭취하자.

3. 최소한 하루 한 번은 식이섬유가 풍부한 야채나 과일을 챙겨먹자. 푸른 잎과 친해지는 것이 오래 걸린다면 바나나와 같은 과일로 접근해보자.

4. 허기가 질 때 달달한 음료를 찾는 것이 아니라 따뜻한 물이나 허브차로 대신하자.

위의 사항들은 누구나 다 한 번씩은 들어보고 좋다는 것들은 알고 있다. 그러나 내가 몸이 나빠지지 않으면 실천하지 않는 것이 현실이다.

《성경》에서 "반석 위에 집을 지으라"는 말씀이 있듯이, 우리 몸도 올바르게 서기 위해서는 장내 미생물의 균형이 반석이 되어야 한다. 유해균_{비만균}으로 뒤덮인 장내 미생물의 불균형을 올바르게 잡고, 올바른 생활 습관으로 디톡스_{다이어트}의 실전에 돌입한다면, 조금 더 만족스러운 결과를 얻어낼 수 있을 것이다.

건강과 다이어크의 핵심은 마이크로바이옴

내 몸의 엔진을 바꾸자

우리 몸속에는 우리가 섭취한 영양소에 따라 생성되는 호르몬이 다르다. 그것을 이해하기 쉽게 자동차로 비교해 설명하도록 하겠다. 자동차는 엔진에 따라 투입되는 연료가 구분된다. 우리 몸도 자동차 엔진과 같이 사용되는 연료에 따라 몸속 에너지원을 만들기 위한 엔진들이 구분되어 있다. 예를 들어 자동차의 기관이 가솔린이라면 연료로는 휘발유가, 그리고 기관이 디젤이라면 경유가 사용되고, LPG 기관이라면 가스가 사용된다.

자동차도 사용되는 연료가 다양하듯이 우리 몸도 우리가 섭취하는 식품에 따라 그 식품을 운용하는 연료가 달라지게 되는 것이다. 그렇다면 우리가 섭취하는 음식을 한번 생각해보자.

우리가 주식으로 먹는 것은 바로 '밥'이다. 그런데 밥은 탄수화물이고, 잘게 부수면 포도당이 된다. 이 포도당이 내 몸속, 혈액으로 들어오게 되면 인슐린이라는 엔진이 가동된다. 이 엔진은 포도당의 최

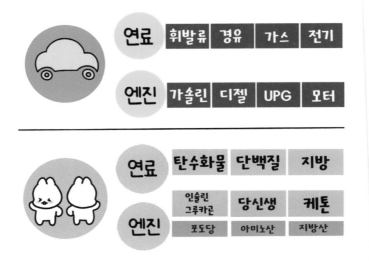

연료	휘발류	경유	가스	전기
엔진	가솔린	디젤	UPG	모터

연료	탄수화물	단백질	지방
엔진	인슐린 그루카곤	당신생	케톤
	포도당	아미노산	지방산

종 종착지인 세포의 문을 열어서 포도당이 세포 내에서 에너지로 변환되도록 돕는 역할을 한다.

그렇다면 우리 몸의 엔진은 인슐린 한 가지일까? 그렇지 않다. 인체는 에너지원이 없으면 안 되기 때문에 여러 가지의 백업 엔진들을 준비해놓았다. 우리 몸이 준비해놓은 엔진의 종류를 보면, 메인이 되는 인슐린 외에도 글루카곤, 당신생, 케톤 엔진 등의 보조 엔진들이 있다. 우리 몸도 자동차처럼 다양한 엔진을 구비하고 있는 것이다.

그런데 디톡스다이어트를 이야기할 때, 이 엔진들의 종류가 왜 중요한 걸일까?

건강과 다이어크의 핵심은 마이크로바이옴

그 이유는 우리 몸이 비만이 되도록 만드는 특별한 엔진이 있기 때문이다. 그렇다면 지금부터 우리 몸에 운영되고 있는 엔진들에 대해서 하나씩 살펴보고, 또한 이 엔진들을 어떻게 사용해야 디톡스를 할 수 있는지 살펴 보도록 하자

인슐린 엔진

인슐린은 우리 생활 속에서 가장 많이 들어본 엔진일 것이다. 그만큼 중요한 이 인슐린 엔진에 대해 조금 더 깊이 들어가보자.

인슐린 엔진은 우리가 탄수화물을 섭취했을 때 구동되는 엔진이다. 탄수화물은 밥, 밀가루, 통곡물 등 우리가 주로 섭취하는 음식물에 들어 있어, 이것의 소화를 위해서 대다수가 인슐린 엔진을 사용한다. 그러므로 우리 몸에서 사용하고 있는 엔진의 거의 대부분이 인슐린 엔진이라고 보면 될 것이다.

인슐린의 메커니즘?

우리 몸의 소화계는 섭취한 탄수화물을 인체 소화기관을 통해 분해한다. 이렇게 분해된 탄수화물은 내 몸속에 흡수할 수 있는 가장 작은 단위인 포도당이 된다. 이 포도당은 몸속 혈관 속으로 들어가서 심장을 통해 온몸으로 퍼지게 되는데, 이때 혈관 속의 포도당 농도가 높아지게 되면, 췌장이라는 장기에서 인슐린을 생성해 분비하게 된다.

이렇게 분비된 인슐린은 혈관을 타고, 각 세포들로 이동해서 세포벽에 있는 '인슐린 수용체'와 만나게 된다. 인슐린이 열쇠라 할 때 '인슐린 수용체'는 열쇠구멍이라고 생각하면 이해가 쉽다. 인슐린이 세포의 '인슐린 수용체'와 만나게 되면 세포의 문이 열리면서 혈액 속에 있는 포도당이 세포 속으로 들어가게 되는 원리이다.

이렇게 세포 속에 들어간 포도당은 세포내 에너지를 만드는 소기관인 미토콘드리아에서 산소와 결합해 에너지원을 만들게 되는 것이다. 이런 과정을 거쳐 만들어진 에너지원을 사용해 우리가 살아갈 수 있는 동력이 되는 것이다.

에너지를 만드는 데 핵심이 되고, 우리 몸에 꼭 필요한 인슐린이 왜 비만의 오명을 뒤집어 쓰고 있는 것일까?

그 이유의 해답은 우리의 식습관 속에 있다. 우리는 특별히 식단을 조절하지 않는 이상 탄수화물을 주로 섭취한다. 그것도 아주 많이! 왜냐하면 매일 먹고 있고, 가장 쉽게 접하고 있으며, 또한 가공하기 쉽기 때문이다. 주위를 한번 둘러보아도 주로 탄수화물을 가공해서 만든 음식이 거의 대부분이다.

오늘 혹은 어제 먹은 식사를 한번 생각해보자. 대부분의 메뉴가 쌀 또는 밀가루를 포함하지 않은 메뉴가 없을 정도이다. 앞서 인슐린의 인체 메커니즘에서 서술했듯이 이 탄수화물 과다 섭취는 혈관 내에 포도당이 가득 차 있는 상태라고 보면 된다.

이것뿐인가? 우리가 섭취하는 탄수화물은 좋은 것보다 좋지 않은

건강과 다이어크의 핵심은 마이크로바이옴

것이 더욱 넘쳐난다. 쉽게 말해서 좋지 않은 탄수화물이란, 탄수화물을 재가공해서 만들어내는 가공식품, 인스턴트 식품, 과일의 당을 응집해서 만든 과당으로 된 것들 등인데 헤아릴 수 없이 종류가 많다.

이렇게 탄수화물을 많이 섭취하게 되면 혈관 속에 포도당은 넘쳐나게 된다. 인슐린 메커니즘에서 서술했듯이 혈관의 당 농도가 높아지면 인슐린 엔진이 가동된다. 인슐린 엔진은 세포의 문을 열고 혈관 속에 있는 포도당을 세포로 넣을 것이다. 그러면 세포에서는 당연히 에너지를 만들 것이다.

그런데 문제는 여기서부터 시작된다. 이렇게 만들어진 에너지는 우리가 생각하는 뇌에서도 사용하고 몸을 움직이는 데도 사용하게 된다. 문제는 여기서 우리가 한번 생각해볼 것이 있다는 것이다.

우리는 이렇게 만들어진 에너지를 과연 얼마나 사용하고 있을까? 하루 30분 걷기 운동이나 가벼운 스트레칭을 통해 몸을 움직이는 것이 아니라, 사무실에서는 책상 앞에 앉거나 집에서는 거실 소파 위에 앉아 있는 습관이 자리잡고 있지는 않은가?

만약 그런 생활을 하는 습관이 오래되었다면, 세포에서 만들어지는 에너지는 모두 어디로 간 것일까? 눈치가 빠른 분들은 알겠지만 이렇게 만들어진 에너지는 내 몸이 필요한 곳에서 사용한 후, 나머지 잉여 에너지남는 에너지는 간으로 이동하게 된다.

우리 몸의 화학공장이라고 부르는 간에는 여러 종류의 창고가 있

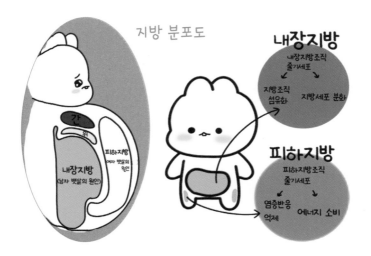

지방 분포도

내장지방

내장지방조직
줄기세포

지방조직
섬유화   지방세포 분화

피하지방

피하지방조직
줄기세포

염증반응
억제   에너지 소비

간
위
피하지방
(여자 뱃살의 원인)
내장지방
(남자 뱃살의 원인)

는데, 사용되지 않고 남아도는 잉여 에너지를 저장하는 창고도 있다. 창고에 에너지를 저장하는 이유는 음식물을 섭취할 수 없는 상황에 도달했을 때, 저장된 에너지를 빼서 다시 에너지로 사용하기 때문이다.

정작 문제는 지금부터이다. 간의 백업용 에너지 저장창고가 모두 채워졌는데도 쉬지 않고 음식을 먹는 우리의 식습관으로 인해 만들어지는 잉여 에너지들은 과연 어디로 갈까?

아마 예상이 될 것이다. 넘쳐나는 잉여 에너지는 우리 몸에 지방으로 저장되게 된다. 이렇게 저장되는 지방에도 종류가 있는데 그것은 피하지방과 내장지방이다.

피하지방

잉여 에너지가 먼저 쌓이는 곳이 피하지방인데, 이 피하지방은 피부에서 볼 때 피부 바로 아래에 있는 지방이다. 복부나 엉덩이, 허벅지 등 우리 몸 전반에 분포되어 있다. 그중 일반적으로 아랫배 쪽에 많이 쌓이는 경향이 있다.

피하지방이 문제가 되는 것은, 과하게 체내에 축적되었을 때이다. 또한 피하지방은 몸을 보호하는 기능을 하기에, 쉽게 빠지지 않는 특징을 가지고 있다.

내장지방

내장지방은 사람의 장기 사이 사이에 붙어 있는 지방을 말하는데 잉여 포도당이 내장에 저장되면서 생기는 지방이다. 내장지방이 쌓이게 되면 건강에 치명적이다. 이렇게 쌓인 내장지방이 고지혈증, 고혈압, 당뇨 같은 성인병을 유발하고, 심혈관 질환의 위험을 높이며 만성 염증을 일으키게 되기 때문이다.

이쯤 되면 왜 인슐린이 비만의 원인이라고 하는지는 알게 되었을 것이다. 그런데 과연 인슐린이 문제인가? 아니면 나의 식습관의 문제인가? 다시 말하자면 내가 먹고 싶어 하는 것을 먹는 것인가? 아니면 장내 유해균들이 먹고자 하는 것을 맞춰주고 있는 것인가?

과하게 먹는 식습관, 그리고 쉬지 않고 먹는 식습관은 내 몸에 독소가 쌓이게 만드는 원인이 된다.

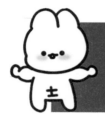

혈당량 조절

혈당량이 높을 때(식사 후)
췌장(이자)에서 인슐린 분비
혈액 속 포도당이 세포로 흡수되어 소비 촉진
남은 포도당은 간으로 보내져서 포도당을 글리코겐으로 합성
혈액 속 혈당량 정상 수준으로 감소

혈당량이 낮을 때(운동시)
췌장(이자)에서 글루카곤 호르몬 분비
간에 저장되어 있는 글리코겐을 포도당으로 분해
혈액 속 혈당량 정상 수준으로 증가

글루카곤 엔진

인슐린 메커니즘에서 설명 하였듯이 우리 몸의 잉여 에너지는 간이라는 창고에 저장된다고 했다. 간의 창고에 저장되는 이유는 백업용인데, 간뿐 아니라 우리 몸 근육의 창고에도 저장된다. 이렇게 백업용으로 쌓인 포도당을 '글리코겐'이라고 한다.

글리코겐 형태로 쌓인 채로 1~2주가 지나게 되면, 지방으로 변해 몸속에 축적되기 시작한다. 글리코겐 형태로 쌓여 있는 것이 우리 몸의 에너지원으로 사용되기 위해서는 혈관 속의 포도당의 농도가 낮아야 한다. 혈관 속에 포도당의 농도가 낮아지게 되면 췌장(이자)에서는 인슐린이 아닌 '글루카곤'이라는 엔진이 구동된다. 글루카곤 엔진이 구동되면 간과 근육에 저장되어 있던 글리코겐이 간과 근육에서 빠져나와 우리 몸의 에너지원이 되는 것이다.

그러나 우리의 식습관이 혈관에 포도당의 농도를 낮추지 않기 때문에 글리코겐으로 저장된 잉여 에너지는 지방으로 바뀌는 사태가 늘 일어나고 있다.

우리가 흔히 이야기하는 '간헐적 단식'을 하게 되면 글리코겐 형태로 저장되어 있는 잉여 에너지를 사용할 환경이 조성된다. 간헐적 단식은 잉여 에너지의 사용뿐만 아니라 세포내 노폐물을 없애주는 '오토파지'도 활성화된다. 결론적으로 간헐적 단식을 통하여 내 몸의 엔진을 조절할 수 있다.

오토파지

우리 몸의 세포 안에서는 매일 활동에 필요한 에너지와 물질들이 만들어지는데, 그 과정에서 기능이 저하된 세포소기관, 변형된 단백질, 세포질의 노폐물과 같은 쓰레기가 발생한다. 이런 쓰레기가 세포 안에 계속 쌓이면 세포는 기능이 떨어지고 결국에 죽게 된다. 그래서 세포 안에는 쓰레기를 치우고 재활용하는 시스템이 존재하는데, 그것이 바로 '오토파지'이다.

렙틴과 인슐린 저항

이 시점에서 우리가 한번 생각해보아야 할 것이 있다. 우리 몸이 잉여 에너지를 지속적으로 지방으로 쌓아가는 것을 보고만 있겠는가? 그러면 안 된다.

우리 몸은 잉여 에너지가 지방으로 지속적으로 쌓이는 것을 막기위한 여러 가지 방어 장치들이 준비되어 있기에 잘 활용해야 한다. 그 방어 장치 중 하나가 바로 '그만 먹어' 호르몬인 '렙틴 호르몬'이다.

렙틴 호르몬

렙틴 호르몬은 지방세포에서 분비되는 나선형 단백질이며 포만감을 느낄 때, 식욕 억제를 시키기 위해 분비되는 호르몬이다. 그러나 지방세포에서 렙틴 호르몬을 분비했는데도, 이를 무시하고 지속적으로 음식을 섭취하게 되면 어떤 일이 벌어질까?

이때 각종 질환의 원인이 되는 '인슐린 저항성'이 발생하게 되는 것이다. 인슐린 메커니즘에서 보았듯이 혈관에 포도당 농도가 증가하게 되면 인슐린이 분비되어서 세포의 문을 열어줘야 하는데, 인슐린에 민감해야 할 세포의 '인슐린 수용체'가 인슐린에 잘 반응하지 않게 된다. 이것을 인슐린 저항성이라고 한다.

인슐린 저항성이 발생하면 세포로 들어가야 할 포도당이 자신의 역할을 하지 못하고 혈관에 남아 있게 된다. 그렇게 되면 우리 몸은 에너지 부족을 호소하기에 우리는 다시 음식을 섭취하는 악순환의 고리에 빠지게 된다. 이런 현상으로 인해 우리 몸 혈관 속에는 포도당이 넘쳐나게 된다. 바로 이런 증상이 세계에서 환자수가 가장 많은 제2형 당뇨병이다.

케톤 엔진

국내 대형서점 다이어트 코너에 가보면 거의 대다수의 쏟아지는 다이어트 책들이 케톤, 저탄고지, 고지방 다이어트와 관련한 책들임을 알 수가 있다. 우리 식생활에 탄수화물이 넘쳐나면서 인슐린 엔진이 답이 아니라 케톤 엔진이 디톡스다이어트의 답이라는 내용이 설득력을 얻고 있기 때문이다.

다시 말하자면 탄수화물, 특히 정제 탄수화물은 인슐린 수치를 높이고, 이로 인해 지방이 쌓이는 비만의 원인이 되면서 '인슐린 저항성'이 발생해 체내 포도당 수치를 올리는 환경에 놓인다. 이는 모든 질병의 시작이 되므로 탄수화물의 섭취를 줄이는 데 관심을 기울이는 것이다. 탄수화물은 곧 인슐린 엔진의 활성화로 문제가 되므로 궁극적으로 엔진을 바꿔야 다이어트에 성공할 수 있다.

반면에 지방은 생각만큼 나쁜 것이 아니며, 이 지방이 당분을 대체하는 에너지원이 된다는 사실이 이러한 현상을 더욱 가속화시키게 되었다. 특히 다이어트를 원하는 사람들에게 지방이 에너지원으로 쓰기 위해 저장되어 있던 지방을 태워버리는 방법으로 케톤이 알려져서 그 인기가 굉장히 높다.

케톤체 메커니즘

케톤체는 우리 몸에서 우리가 주로 섭취하는 에너지원인 탄수화물 섭취를 줄이거나, 또는 간헐적 단식으로 인해 혈관 내에 포도당이 부족해질 때 발현된다. 혈관 내에 포도당이 부족해지면 더 이상 세포는 포도당으로 에너지원을 생성하기에 어려운 상황이 된다.

내가 좋아했던 예능 프로그램 중 하나인 〈정글의 법칙〉을 보면 출연자들이 처음 정글에 들어갈 때 섭취할 음식이 없음을 깨닫게 된다. 이때 이들은 제대로 먹지 못한 채 지속적으로 집을 짓는 등 많은 에너지를 사용하는 활동을 한다.

이런 상황 속에 인슐린 엔진은 연료 부족으로탄수화물을 섭취하지 않음으로 동이 날 것이고 '글리코겐' 형태포도당이 간과 근육에 저장된 형태로 저장된 에너지원도 바닥을 보이는 상황이 될 수밖에 없다. 그러면 출연한 연예인들의 몸 상태는 당이 부족해 살짝 현기증을 느끼는 증상을 보이기 마련이다.

그때 일어나는 변화가 바로 지방이다. 이들의 몸에서는 생존을 위해 지방세포들을 분해하기 시작한다. 이렇게 분해된 지방은 간으로 이동하게 되는데, 간은 우리 몸의 화학공장이기 때문이다. 간에서 이런 지방을 변화시켜 '케톤체'로 만들어낸다. 이렇게 만들어진 케톤체가 우리 몸의 대체 에너지원으로 사용되는 원리인 것이다.

과거의 과학자들은 뇌의 에너지원은 포도당만 사용되는 것으로 오해하고 있었다. 뇌는 무엇보다 중요한 영역이므로 뇌의 영역으로 무엇인가 출입하려면 BBB혈액 뇌장벽라는 영역을 통과해야만 뇌로 출입할 수가 있다. 이 BBB 영역은 Blood Brain Barrier의 약자이다. 우리말로 표현하면 혈액 뇌장벽이라고 하는데, 다시 말해 혈액과 뇌를 분리시키는 장벽으로 이해하면 된다.

이런 BBB 영역이 존재하는 이유는 너무나도 뇌가 중요한 기관이다 보니, 외부 물질이 들어오는 것을 막고, 필요한 에너지는 받아들여서 뇌를 보호하는 역할을 할 필요가 있기 때문이다. 뇌는 우리 몸의 가장 중요한 기관이기에 잘 보호해야 한다. 특히 뇌는 손상되면 재생하지 않는다. 잘못해서 바이러스라도 뇌에 침입한다면 우리는 생명 활동을 유지하는 자체가 힘들어지기 때문에 소홀히 취급할 수 없다.

뇌는 인체에서 에너지원을 가장 많이 사용하는 부분 중 하나이다. 그러므로 에너지원을 만드는 데 필요한 포도당과 산소가 잘 출입할 수 있어야 한다. 우리 과학계에서는 뇌의 에너지원은 포도당이 유일하다고 믿고 있었다. 그러므로 BBB 영역을 통과할 수 있는 에너지는 포도당밖에 없다고 생각했던 것이다.

그러나 과학의 발전으로 케톤체가 BBB 영역을 지나 뇌의 에너지원으로 사용된다는 것이 밝혀졌으며, 더 나아가 포도당보다 월등히 효율이 높고 청정한 연료라는 것이 밝혀지면서 케톤체가 당을 대체하는 에너지원으로 더욱 각광받고 있는 것이다.

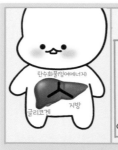

케톤체 (Ketone)의 종류

아세토아세테이트 Acetoacetate	베타-하이드록시 뷰티르산 B-Hydroxybutylic acid	아세톤 Acetone
• 지방산의 분해로 생성 • BHB나 아세톤으로 변환 소변으로 배출 (소변 케톤 시험지에서 발견)	• 가장 효율적으로 케톤으로 변함 • 온 몸에서 에너지로 사용	• 아세토아세테이트의 부산물 • 우리 몸에서 주로 호흡으로 빠르게 배출됨 • 호흡측정기를 통해 BHB 생성량 추론 가능

케톤체

1. 케톤체는 인슐린의 분비가 줄어들면 인체는 지방을 분해할 시기로 판단하고, 간에서 지방을 분해해 생성하는
   2차 에너지원 물질이다.
2. 케톤체를 변환해 생성된 Acetyl-CoA의 작용에는 인슐린이 필요하지 않다.
3. 뇌를 보호하는 보호막인 BBB(Blood Brain Barrier)를 자유롭게 통과하여 뇌세포에 에너지를 공급할 수 있다.
4. 케톤체는 포도당보다 월등히 효율이 높고 청정한 연료라고 할 수 있다.
5. 케톤체는 간의 미토콘드리아에서 지방을 분해하는 과정(지방대사 or 베타B-산화라고 함)을 통해 생성되며,
   그 종류는 아세토 아세테이트 / 베타-하이드록시 뷰티르산 / 아세톤 으로 나뉜다.
6. 우리 몸에서 에너지로 사용되기 좋은 형태가 BHB(베타-하이드록시 뷰티르산)이다.

지방이 분해되어 화학공장인 간으로 들어가서 만들어 지는 케톤체는 아세톤Acetone, Acetoacetic acid의 부산물, 아세토아세틱산Acetoacetic acid, BHBÐ Acetone으로 변환되며 소변으로 배출, 베타하이드록시부트릭산Beta-hydroxybutyric acid, BHB로 불리며 우리 몸에서 에너지로 사용되기에 가장 좋은 형태, 이 세 가지를 말한다.

이렇게 만들어진 케톤체는 세포 내에 미토콘드리아로 보내져서 에너지로 만들어지게 되며, 이 에너지원은 포도당을 대신해 뇌를 비롯해서 우리 몸 곳곳에 에너지를 필요로 하는 곳에 사용되게 된다.

단 이 케톤체는 간에서는 에너지원으로 사용되지 않는다. 그 이유

는 우리 몸의 간은 젖산, 단백질, 지방산을 이용해서 포도당을 스스로 합성해 에너지로 사용하며, 특히 간에서 케톤체로 변환할 때 사용하는 효소인 석시닐 코에이-아세토아세틸 코에이Succinyl CoA-Acetoacetyl CoA 효소가 부족하기 때문이다.

다시 말해 간은 케톤체를 다른 장기나 조직의 에너지원으로 공급하기 위한 공장이기 때문에 지방을 변환해 만들어진 케톤체를 직접 소비하지 않도록 효소가 결핍되어 있는 것으로 이해하면 된다.

케톤체를 에너지로 사용할 때 유일하게 문제로 제기된 것이 당뇨병성 케토산증이다. 이것은 혈중에 강산인 케톤체가 축적하고 산증을 일으키는 상태를 일컫는 말이다. 그러나 혈관 내 인슐린 작용이 정상이라면 케토산증을 염려할 이유가 없다.

단 인슐린 생성을 하지 못하는 1형 당뇨병 환자들의 인슐린 투여를 정상적으로 하지 못하거나 질병의 감염 등의 요인으로 인해서 이 케토산증이 문제가 발생할 수 있다. 그러므로 제1형 당뇨병 환자들이 케톤 식이요법을 하는 것은 주의를 요하며 권장하지 않는다.

인슐린의 작용이 정상이라면 케톤체는 무해

케토시스케톤증: ketosis는 혈중 케톤체가 증가된 상태이다. 케톤체인 아세토아세트산과 β-하이드록시부티르산은 산성이 강하기 때문에, 케톤체가 혈중에 많아지면 혈액이나 체액의 pH가 산성으로 된다. 이렇게 케톤체가 증가하고 혈액이나 체액이 산성으로 된 상태를 케토산증 ketoacidosis이라고 한다.

그러나 인슐린 호르몬의 기능이 정상일 때는 케톤체는 매우 안전한 에너지원이다. 케톤체는 간세포와 적혈구미토콘드리아가 없는를 제외한 모든 세포에서 사용할 수 있다.

탄수화물을 보통으로 섭취하는 사람에서 혈중 케톤체아세트초산과 β-하이드록시부티르산 합계의 기준치는 26~122μmol/l이다. 단식을 하게 되면 며칠 내, 혈중 케톤체는 기준치의 30~40배나 높아지게 되지만, 인슐린 호르몬의 작용이 유지되는 일반인들은 안전하다.

그러므로 금식이나 탄수화물 제한에 따른 케톤체 생산의 항진의 경우는 생리적 현상이며, 인슐린 호르몬의 작용이 정상이면 아무런 문제가 없다.

일본 긴자 도쿄클리닉 Dr. 후쿠다 카즈노리의 저서에서 발췌

지금까지는 탄수화물 위주의 식단이 대다수였다. 비만을 해소하기 위해서 탄수화물을 줄이는 것이 당연한데, 오히려 지방의 섭취를 줄이라고 권고했다. 대신에 닭 가슴살과 같은 단백질을 높이라고 하는 것이 일반적인 처방이었다. 그러나 케톤 다이어트는 탄수화물을 줄이고 단백질은 적당히 섭취하면서너무 높으면 당으로 전환됨 나머지는 지방으로 섭취하라는 것이다.

건강과 다이어크의 핵심은 마이크로바이옴

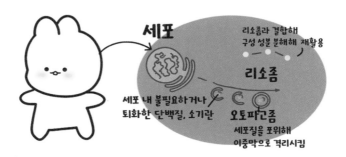

오토파지(autphagy) 자기포식 현상

"세포가 자기 살을 먹는다" 는 뜻으로, 영양분이 부족하거나 외부에서 미생물이 침입했을 때
세포 스스로 생존을 위해 내부 단백질을 재활용하는 현상

세포

리소좀과 결합해
구성 성분 분해해 재활용

리소좀

세포 내 불필요하거나
퇴화한 단백질, 소기관

오토파고좀
세포질을 포위해
이중막으로 격리시킴

지난 오랜 기간 동안 포화지방을 많이 섭취하면 심혈관계에 문제가 생긴다는 이유로 미국에서는 포화지방을 권장하지 않았다. 미국에서 시작된 유행이 한국에까지 번지면서 많은 학자들이 포화지방은 심혈관계에 문제가 생기므로 섭취하지 말라고 권고해왔던 것이다.

이 부분에 대한 논란은 끊이지 않았다. 그러나 많은 학자들로부터 포화지방이 문제의 주범이 아니라는 것이 입증되면서, 오히려 포화지방이 케톤을 활성화하는 데 효과적이라는 연구 논문들이 쏟아졌다. 이로 인해 방탄커피MCT[중간지방사슬 Medium Chain Triglycerides]오일+커피라는 것이 유행하기까지 했다.

더욱이 케톤체는 오토파지를 활성화시키는 것으로 알려져서 더

화제다. 'Auto'는 자기 자신을 의미하고 'phagy'는 먹는 것을 의미하는데, 다시 말해서 '자가포식'을 말한다. 오토파지는 세포의 청소부라고 생각하면 된다. 우리 세포는 오랜 기간 축적된 다양한 스트레스 인자와 독소, 그리고 찌꺼기들이 있다. 이것들을 청소하는 것이 바로 오토파지인 것이다.

이 오토파지를 노화방지의 핵심으로 보고 현재도 수많은 연구들이 진행되고 있다. 세포의 시간을 되돌려서 젊은 세포를 만드는 신체의 신비가 바로 오토파지이고, 바로 이것이 세포의 디톡스이다.

케톤체를 유용하게 사용할 수 있는 방법 중 최근 꾸준하게 인기를 누리고 있는 것이 간헐적 단식이나 저탄고지 식단이다. 이렇듯 케톤 엔진을 사용하게 되면 체내 축적되어 있는 체지방이나 내장지방을 에너지로 변환시켜 사용하다 보니 자연스레 체중이 감소되고 그 안에 묵혀져 있던 다양한 독소들이 배출이 되면서 살이 빠지게 되는 것이다.

최근 디톡스의 핵심은 정제된 고탄수화물 위주의 식사 습관을 줄이고 인슐린 민감성을 다시 끌어올리는 것이다. 그러기 위해서는 지금까지 사용했던 포도당을 원료로 사용하던 인슐린 엔진을 지방을 원료로 사용하는 케톤 엔진으로 바꿀 수 있는 식단을 추천한다.

이제는 무작정 체중을 감량하기 위해 다이어트를 하는 것이 아니라 우리 몸 상태를 독소가 비워질 수 있는 깨끗한 환경의 상태로 만들어주기 위한 디톡스가 먼저 이뤄져야 한다.

케톤엔진을 통해 본인이 목표로 하는 체중감량과 건강관리에 성
공했다면, 그 후에는 인슐린 엔진과 케톤 엔진을 번갈아 사용하면서
균형 잡힌 생활을 만들어갈 수 있는 본인만의 노하우를 체득하는 것
이 필요하다. 뭐든지 과하면 독이 되고 한쪽으로 치우치면 무너지는
법이다. 몸의 균형을 잘 맞춰줄 수 있는 나만의 습관과 노하우를 통하
여 꾸준한 건강관리를 해보기 바란다.

Microbiome **03**

특정 부위에 살찌게 만드는
효소를 억제하자

HSD11-hydroxysteroid dehydrogenase type1효소

배에 살이 유독 드러나게 붙는 이유는 무엇일까?

한동안 비만과 체중 증가의 주요 원인을 말하라면, 과식과 운동 부족이 대표적이었다. 특히 TV를 통해 방영되는 다큐나 건강정보 프로그램을 보면 움직이지 않아서 문제가 되거나 마음을 다부지게 먹지 않아서 살이 찐다는 등 살이 찌는 원인을 자신의 행동이나 마음가짐의 문제로 돌리는 경우가 대다수였다.

그러나 다행히도 최근 수많은 연구결과들 덕분에 비만의 발병과 그것이 건강에 미치는 요인에 대해 그 지식의 폭이 매우 넓어졌다. 특히 우리 몸의 지방, 간, 뇌, 부신세포에서 주로 발견되는 HSD효소가

건강과 다이어크의 핵심은 마이크로바이옴

비만과 직접적인 관련이 있다는 사실이 밝혀지면서 HSD효소 억제제에 관한 연구 및 그 제품 개발에도 탄력을 받고 있다.

HSD효소는 우리 몸 어디에 존재하며 무슨 이유로 비만과 관련이 있는 것일까?

HSD효소는 우리 몸 세포 중 지방세포 깊은 곳에 소량으로 존재한다. 과도하게 살이 찌는 비만과 관련해 스트레스가 밀접한 관련이 있는 것은 상식적으로 아는 사실이다. 그런데 스트레스와 이 스트레스를 일으키는 스트레스 호르몬인 코티솔과 비만과의 복잡한 관계 속에 바로 이 HSD효소가 중요한 역할을 한다.

오랜 기간 스트레스 호르몬인 코티솔 수치 증가가 비만을 야기시킨다는 사실을 밝혀왔다. 코티솔 수치가 높아질수록 비만이 된다는 사실은 명백한 사실로 받아들여졌다.

그런데 이런 연관성은 그렇게 간단한 문제가 아니다. 그 이유는 코티솔 수치가 높으나 비만하지 않은 사람이 많았고, 코티솔 수치는 낮으나 비만한 사람이 많았기 때문이다. 이런 관계 속에서 연구를 통해 밝힌 사실이 바로 HSD효소의 역할이다.

헬싱키 대학교의 연구자들은 코티솔이 인슐린 저항성과 연관성이 높은 특정 부위에 지방 축적을 야기시킨다는 사실을 밝혀내게 되었는데, 이 특정 부위가 바로 복부에 위치한 지방조직과 간이었다. 이

지방조직과 간의 HSD효소 활성도가 높았기 때문에 지방이 축적되는 것으로 밝혀진 것이다. HSD효소의 활성도가 복부의 지방 축적률을 높이는 것을 보면, 왜 다른 곳보다 복부에 살이 잘 찌는지 이해가 된다.

HSD효소가 복부 지방세포나 간에서 많이 활성화되는데, 이 효소에 의해 비활성화되어 있던 코티손이 코티솔로 재활성화되어 지방으로 축적되는 것이다. 스트레스 호르몬인 코티솔은 혈류 내에서 순환하는 2시간 동안 존재하고 이후에는 코티솔의 활성도가 떨어지므로 문제가 되지 않는다.

그러나 복부 지방세포 내에 있는 HSD효소가 비활성화되어 있는 코티손을 재활성화시킨다면 어떻게 될까? 이뿐 아니라 지방세포에 이 HSD효소가 더욱 많아서 활성화가 더욱 증폭된다면 지방세포의 축적은 더욱 공고해질 수밖에 없어진다.

스트레스를 받는 사람들의 혈중 코티솔 농도를 조사해보면 정상이지만, 복부 지방이 늘어나는 경우를 조사해보면 복부 지방세포의 HSD효소가 활성화되어 있는 것을 볼 수 있다. 이렇게 늘어난 복부 지방은 다양한 성인병을 양산하게 된다.

지속적인 스트레스는 HSD효소가 코티솔 호르몬을 활성화시키는 촉매로 작용한다. 즉, HSD효소가 코티솔 호르몬을 활성화시키는 열쇠이자 원료인 셈이다.

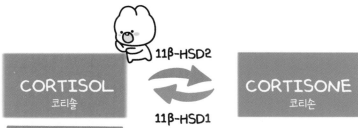

이뿐 아니라 HSD효소는 인슐린 저항성도 일으킨다. 인슐린 저항성이 일어나면 포도당이 세포로 들어가지 못하고 혈액 속에 쌓인 포도당들이 고스란히 중성지방으로 변환하여 쌓이게 되는데, 이것이 복부 지방을 촉진시키는 촉매제 역할이 되는 것이다.

미국 국가당뇨협회 연구원들은 HSD효소의 활성도가 증가하면 비만과 인슐린 저항성이 악화된다는 것을 발견했고, 가장 최근에 시행한 연구에서는 HSD수치가 높을수록 세포 내 코티솔 수치가 높아지는 것을 밝혀냈으며, 이로 인해 체중이 더 증가하는 것을 확인했다.

또 다른 연구 중에는 다이어트를 하기 위해 노력하면, 우리의 지방세포는 HSD활성화를 유도하고 코티솔이 생성되도록 해서 지방을 저장하도록 유도하는 것으로 나타났다. 이렇듯 우리 지방조직은 우리가 지방을 빼는 것을 반기지 않는 경향이 있다.

HSD를 억제하려면? 장내 미생물의 균형!!

'스트레스는 만병의 근원'이라는 말이 있듯이 과도한 스트레스는 호르몬 변화를 일으켜 우리 몸 구석구석에 영향을 미친다. 특히 스트레스에 영향을 많이 받는 것이 장내 미생물들이다.

유해균은 일반적으로 잘못된 식습관으로 인해서 장내 분포가 늘어나게 되지만, 스트레스도 큰 영향을 미친다. 그래서 평상시 장건강 상태가 상당히 중요하다. 장건강 상태가 좋으면 장내 미생물이 만드는 대사산물 생성이 증가하게 되어 우리 몸의 장기들이 튼튼해지면서 결과적으로 스트레스에 대한 저항성도 높아지게 된다. 결론적으로 장내 미생물의 균형이 스트레스의 저항성을 높인다는 것이다.

아일랜드 코르크 대학교 연구진들은 장내 미생물이 스트레스를 조절할 수 있다는 사실을 밝혀냈다. 이 연구진들은 실험쥐들의 장내 미생물들이 스트레스를 받았을 때 체내 장기들이 어떻게 변화하는지를 관찰했다. 그 결과 장내 장벽에 따라 곧바로 스트레스 저항성에까지 영향을 미치는 것을 볼 수 있었다.

장내 미생물 균형이 무너진 쥐들은 외부에서 가해지는 스트레스로 말미암아 불안해하거나 우울해 하는 증상을 보였지만 장내 미생물 균형이 좋은 쥐들은 정신적으로 별다른 문제가 나타나지 않았다. 특히 장내 미생물들의 균형이 잡혀 있는 쥐들의 장에서는 미생물의 대사산물인 단쇄지방산SCFAs을 다량으로 발견하게 되었다.

이 대사산물인 단쇄지방산은 가공식품 위주로 먹이를 섭취해서 장내 미생물들의 균형이 무너진 쥐들에게서는 좀처럼 발견할 수 없었지만, 미생물들의 균형이 잘 잡혀 있는 쥐들에게서는 단쇄지방산을 다량으로 발견하게 된 것이다. 이로써 장내 미생물들이 단쇄지방산을 생성해서 스트레스에 대한 저항성을 높인다는 사실이 증명된 것이다.

체내 HSD활성도는 나이가 들면서 더욱 증가해 20대와 50대의 차이가 3배가량 난다는 연구결과가 있다. 장내 미생물도 생활환경과 섭취하는 음식에 따라 그 정도가 다르긴 하지만 분명한 것은 나이가 들어감에 따라 장내 미생물의 환경의 차이가 심하다. 장내 미생물의 균형도와 HSD활성도가 병행하기 때문에 장내 미생물을 유지하는 것은 더욱 중요하다 하겠다.

HSD효소 억제 식품

HSD효소는 유전적인 요인으로 그 분포 비율이 달라진다. 그러므로 HSD효소의 양을 조절하기는 아직까지는 어려우나 이 효소를 억제할 수는 있다. HSD효소를 억제하면 인지장애나 2형 당뇨병과 같은 질병을 치료하는 데도 도움을 주는 것으로 나타났다.

그렇다면 평상시에 HSD 효소의 활성을 억제 및 예방하기 위해 할 수 있는 것은 무엇이 있을까? 우리 환경 속에서 HSD효소를 억제하기 위해서는 과일, 채소, 허브 같은 천연 물질들로 HSD효소를 억제할 수 있다. 그 대표적인 억제제로는 다음과 같은 것들이 있다.

자몽의 나린제린Naringenin

감초의 글리시리진Glycyrrhizin

콩의 다이드제인Daidzein과 제니스테인Genistein

사과나 양파의 쿼르세틴Quercetin

감귤 껍질의 PMFsPolymethoxylated flavones

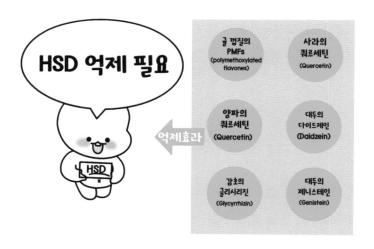

이 중에서도 가장 강력한 플라보노이드는 오렌지노빌레틴과 탄제레틴
에 함유되어 있는 폴리메독실레이티드 플라본스Polymethoxylated fla-
vones, PMFs로 다른 것보다도 3~5배 정도 강력하다.

건강과 다이어크의 핵심은 마이크로바이옴

또한 감초의 글리시진Glycyrrhizin은 글리시진산Glycyrrhizic acid로 절단되고, 이어서 장내 미생물에 의해 글리시레트산Glycyrrhetic acid으로 전환된다. 이 글리시레트산은 HSD의 강력한 억제제이다. 즉, 평상시 플라보노이드가 다량 함유된 음식이나 과일을 챙겨먹는 것이 HSD효소를 억제하고 이를 통해 코티솔 호르몬의 활성화를 막아주게 되는 핵심이 된다.

운동, 또 운동

마지막으로 짚고 넘어갈 부분은 바로 운동이다. 먹는 습관만으로도 체지방이 충분히 빠질 수 있지만, 운동까지 함께 병행해준다면 더욱 도움을 많이 받는다. 간혹 저탄고지나 간헐적 단식을 하는 사람들 중에 단백질을 많이 먹으면 다이어트가 되는 것으로 착각하는 사람이 있는데, 중요한 것은 단백질의 과다 섭취가 아니다.

단백질은 아미노산으로 변환되는데, 당이 부족해지면 단백질을 당으로 변환시켜 사용하기 때문에 오히려 디톡스가 활발히 진행되는 데 시간이 걸리게 만든다. 또한 식단의 편중 현상은 장내 미생물을 교란시키기에 충분하다.

우리 몸은 쉴 새 없이 에너지를 생성해낸다. 그것은 우리가 먹는 즐거움을 멈출 수 없기 때문이다. 그렇다면 이렇게 만들어진 에너지를 어떻게 처리할 것인가?

해결책은 두말하면 잔소리! 바로 운동이다. 규칙적인 운동은 우리가 생성해낸 에너지를 소비하는 가장 지혜로운 방법이다.

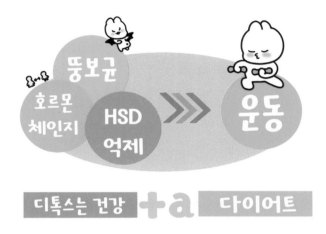

1년 365일 다이어트를 하는 사람들이 자주 찾는 주문이 있다. "내 일부터 시작할 거야."라는 주문이다. "사람 일은 마음먹기에 달렸다." 라는 말이 있지만 가장 마음먹고 도전하기 어려운 일이 다이어트를 위한 운동이 아닐까 생각이 든다. 이건 필자도 엄청 힘들다.

많은 사람이 다이어트를 하기 위해서 식단을 검색하고, 운동복을 검색하고 헬스장을 검색하며, 나에게 맞는 운동을 검색하느라 여념이 없다. 그런데 무언가를 정해놓고 그 시간에 맞춰 실행을 하려다 보니 다양한 변수 앞에서 속속들이 무너지는 경우가 상당히 많다. 현세대 는 과거 세대와는 다르게 먹을 음식도 풍부하고 사는 환경도 너무나 편리해졌다. 편리해져도 너무나 편리해지다 보니 조금의 불편함도 참기 힘든 상황까지 왔다.

　나는 평상시 어느 정도의 불편함을 감소하는지 같이 체크해보면 좋겠다.

불편함 감소를 위한 체크 리스트

□ 1. 시장에 장을 보러 갈 때 무조건 차량을 이용해야 된다.

□ 2. 10분이 넘는 거리는 절대로 걸어갈 수 없다.

□ 3. 3층 이상의 건물은 엘리베이터가 없으면 걸어 올라갈 수 없다.

□ 4. 걷는 것은 사치다. 숨 쉬는 것만으로도 충분하다.

□ 5. 운동은 정해놓고 하는 것이다. 집에서는 운동에 10분도 투자할 생각이 없다.

□ 6. 음식은 시켜먹는 것이지 조리해서 먹는 게 아니다.

□ 7. 식사 후 소화는 앉아서 시키는 것이다.

　당신은 몇 가지나 해당이 되는가? 강의를 하면서 청중들에게 물어보면 1~3번은 무조건 한 명 이상은 손을 드는 사람들이 나온다.

　우리는 평상시 다이어트를 한다고 말하면서도 움직이기를 싫어한다. 다이어트를 위해서 꼭 헬스장을 등록해야 하며, 트레이닝복을 구입해야 하고, 완벽한 식단을 준비해야만 성공할 수 있을까? 아니다. 다이어트는 실천과 반복이다.

　기간을 정해놓고 살을 빼는 것이 아니라 내가 편하게 느끼는 몸의 상태를 평생 유지하는 것이 가장 중요한 부분이다. "빼기는 쉽지만 유

　　　건강과 다이어크의 핵심은 마이크로바이옴

지하기는 어렵다."라는 말도 있지 않은가.

좋은 습관을 몸에 익히려면 평상시 나만이 편하게 할 수 있는 생활 운동이 필요하다. 그래서 추천해본다. 일상생활 속 쉽게 할 수 있는 나만의 운동 습관을 만들어보자.

아래 예시를 도전해보는 것도 좋은 방법이다.

1. 지하철에서 서서 갈 때 까치발 들기 반복하기.
2. 지하철에서 앉아 갈 때 허벅지 힘주고 모아서 가기.
3. 계단 올라갈 때 엉덩이 근육부터 허벅지 근육을 사용해서 올라가기.
4. 걷기를 생활화하자 대신 발이 아프면 걷기도 싫어진다. 구두를 신는다면 발이 편해지는 깔창이라도 챙기자.
5. 공공시설을 이용할 때 5층 이하는 계단을 이용해보자.
6. 몸이 굳으면 움직이기도 싫다. 1~2시간 간격으로 스트레칭 필수!
7. 출근할 때 장바구니를 접어서 아예 가방에 넣고 나가라. 들어올 때 장보면 편하다.
8. 따로 운동시간을 내기가 정말 어렵다면 아침, 저녁으로 씻을 때 스쿼트 하자.

위의 내용을 보면서 물론 개개인마다 다양한 공간과 환경 속에서 생활을 하기에 이것이 정답이라고 말은 할 수 없다. 하지만 본인 스스로가 도전해본다면 나에게 맞는 습관은 찾을 수 있다.

　예전에 "밥 먹고 바로 누우면 소가 된다"는 어른들의 말을 많이 들어왔다. 서 있으면 앉고 싶고, 앉으면 눕고 싶고, 누우면 자고 싶은 법이다. 이제부터 일정시간을 정해놓고 움직이는 습관을 가져보자!

식단을 바꿔라

우린 먹는 것에 대해 항상 진심이다. 매일 하는 가장 지겨우면서도 중요한 고민 중 하나인 오늘 점심은 무엇을 먹을지가 아닌가? 저녁은 어떤 음식으로 먹어야 할지 혹은 어떤 음식이 맛있는지, 새로운 자극적인 맛은 없는지 늘 고민한다. 필자도 저녁만 되면 "대충 먹지~"라고 말하면서 항상 무언가를 만들고 있는 모습을 볼 수 있다.

물론 음식을 먹는다는 행위는 너무나 중요한 일이다. 음식은 우리를 행복하게 만들고 우리가 살 수 있는 에너지를 생성한다. 음식이 우리의 기분을 바꿔준다는 건 잘 알려진 사실이다.

그렇기에 지금 내가 평상시에 먹고 있는 음식이 한순간의 기분을 전환하기 위해 채우는 음식인지 혹은 내 몸이 좋아하는 음식인지 점검해볼 필요가 있다. 그런 의미에서 나는 일주일 사이에 배달 음식이나 외식을 몇 번 정도 하는지 체크해보자.

일주일간 배달 음식 혹은 외식을 하는 횟수

□ 1. 주 1회

□ 2. 주 1~2회

□ 3. 주 2~-3회

□ 4. 주 4회 이상

매일 집에서 밥을 만들어 먹는 고단함과 어려움을 잘 알고 있기에 배달음식이나 외식을 기피하는 편은 아니지만 최대한 내가 직접 음식을 만들어 먹으려고 노력한다.

그럼에도 불구하고 가끔은 내가 아닌 다른 사람이 만들어준 음식이 생각이 나는 일이 많다. 마치 다른 사람이 운전해주는 차량이 가장 편안하게 느껴지는 것처럼 말이다. 특히 배달해서 시켜먹는 음식의 경우 빠른 조리와 간편식 위주의 식사가 많다 보니 건강을 생각하는 음식보다는 '맛'을 위주로 만들어지는 음식들이기 쉽다.

이렇다 보니 저녁 늦게 찾게 되는 음식은 우리가 추구하는 건강한 음식과는 거리가 멀어지는 경우가 꽤 많다. 건강한 식단을 챙기는 일이 참 어렵고 먼 것이다.

이렇게 어려운 결정을 하고 있는 와중에 우리 몸은 언제나 항상성을 유지하고 있다.

예를 들면 내비게이션에 목적지를 검색하고 주행을 하는 중에 잘못된 길로 들어선다면 AI가 다시 길을 안내해주거나 최적의 경로를

건강과 다이어크의 핵심은 마이크로바이옴

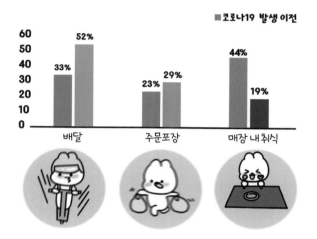

코로나 19사태 이후의 외식변화

■코로나19 발생 이전

배달: 33% → 52%
주문포장: 23% → 29%
매장 내 취식: 44% → 19%

항상성이란?

신체가 변화하는 내·외부 환경에 대해 내부 환경을 일정하게 유지하려는 현상

안내해주는 것과 같다.

우리 몸이 항상성을 유지하기 위해서는 내부 환경과 밀접하게 맞닿아 있는 음식의 균형을 유지하는 것이 매우 중요하다. 음식의 균형이 틀어지면 내 몸의 균형도 틀어지게 된다. 그러니 한쪽으로 편향된 식습관은 오히려 내 몸을 병들게 한다. 사실, 일부 특정 음식이나 영

양소가 우리 몸에 유익한 영향을 미치는 것은 사실이지만, 그렇다고 그런 음식만이 내 몸에 전부가 아니라는 사실을 알아야 한다.

건강한 식단의 기초는 우리가 섭취하는 가공식품을 실제 식품으로 대체하는 것이 그 초석이 된다. 가능한 한 자연에 가까운 음식을 먹는 것이 나의 건강의 핵심이기 때문이다.

그러므로 건강한 몸을 유지하려면 단백질, 지방, 탄수화물, 섬유질, 비타민 및 미네랄의 균형이 절대적으로 중요하다. 우리가 섭취하는 식단에서 특정 범주의 음식을 제외할 필요는 없지만, 각 영양소별로 균형 있는 영양소들을 섭취하는 것이 가장 중요한 것이다.

지금까지의 식습관이 오히려 내 몸을 힘들게 만들고 쉽게 지치게 만들고 가쁜 호흡을 내쉬게 만드는 습관들로 가득 차 있었다면, 이제부터 올바른 식습관을 갖기 위해 초기화 버튼을 눌러줄 수 있는 습관이 필요하다.

같은 음식을 먹더라도 내 몸이 힘들어하지 않고 부담을 느끼지 않는 습관! 일상 중 가장 밀접하게 닿아 있는 식습관 점검과 식사법의 변화에 대해 하나씩 이야기를 나눠보자.

식사 속도를 느리게

우선 음식을 먹는 속도에 대해서 점검해보자. 세계에서 가장 천천히 식사를 하는 나라는 어디일까? 바로 프랑스다. 프랑스는 식사 시간에 상당히 많은 시간을 소요한다. 저녁 식사 시간이 되면 짧게는 1~2

건강과 다이어크의 핵심은 마이크로바이옴

시간에서 손님을 초대한다면 최대 4시간까지도 식사에 시간을 투자한다.

빨리빨리 먹고 일어나는 한국 문화와는 정반대의 식사 습관이라 도전하기에도 선뜻 용기가 나지 않는다. 지금 나의 식사시간이 얼마나 되는지 한번 생각해보자. 과연 얼마나 되는가?

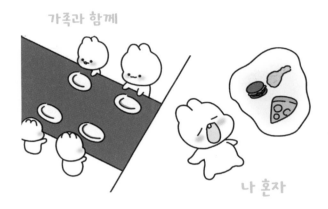

한 설문조사에 따르면 5~15분 이내에 식사를 마치는 사람이 100명 중 80명 가까이 차지할 정도로 한국 사람들은 식사를 정말 빨리한다. 이렇게 음식을 빨리 먹게 되면 우리 몸은 충분한 음식을 섭취했음에도 포만감을 느끼게 만드는 호르몬의 분비가 안 된 상태이다 보니 자연스럽게 과식을 하게 된다(포만감을 느끼는 시간은 최소 20분이다).

그렇기에 음식 먹을 때는 충분히 소화 시간을 고려해서 먹어줘야 한다. 우리 몸에 들어오는 음식이 어떠한 여정을 거쳐서 세상 밖(?)으로 다시 나오게 되는지 긴 여정을 따라가보자.

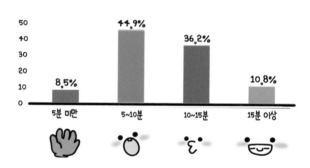

한국인 평균 식사시간

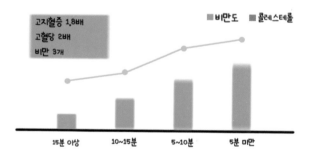

식사 속도와 성인병

우리가 먹은 음식이 식도에서 위까지 도달하는 데 걸리는 시간은 약 30초 정도밖에 걸리지 않고, 위로 이동한 음식물은 위액과 섞이면

건강과 다이어크의 핵심은 마이크로바이옴

서 걸쭉한 액체가 될 때까지 계속 운동을 하면서 4~6시간에 걸쳐 소화가 이루어진다. 이후 소장으로 이동해 5~7시간 동안 소장 내의 '융모'라는 돌기에 의해 영양분을 흡수하는 과정을 거치게 되며, 남은 찌꺼기는 대장으로 이동해 수분을 흡수하는 과정을 거치는데 약 10시간이 소요된다. 이렇게 수분이 빠진 노폐물이 대변으로 배출되는데, 결론적으로 음식이 소화돼서 변이 되기까지는 짧게는 16시간 이상이 소요되는 것이다.

하지만 우리는 음식이 소화되기도 전에 이 음식 저 음식을 탐하다 보니 몸이 쉬는 시간이 없다. 잠자는 시간 빼고 먹는다는 말도 거짓말은 아닌 듯하다.

음식을 소화시키는 행위는 우리 몸에서 가장 큰 부담이 되는 행위이다. 그래서 평상시 소화에 도움이 되고 금방 배가 고파지지 않는 작가의 노하우 몇 가지를 공유해본다.

평상시 챙기면 좋은 식사 습관

1. 시간을 정해놓고 먹는다(최소 20분 이상). 물론 지키기가 무척이나 어렵다.

2. 씹기 편한 음식을 한 가지 이상 챙긴다(10번 이상 씹기가 수월한 음식).

3. 밥을 먹기 전에 식이섬유를 먼저 챙겨 먹는다(채소나 과일 혹은 가공된 식이섬유 제품).

4. 밥을 먹는 중간이나 혹은 식사가 끝난 이후 꼭 비타민 C를 챙겨 먹는다(최소 1,000mg).

5. 식사 이후 찬물을 마시는 것이 아니라 정수 혹은 미지근한 물을 마신다.

6. 차가운 음료(아이스 아메리카노)까지는 이해하지만 설탕이 너무 많이 들어간 음료는 피하자(당의 과섭취로 몸이 너무 피곤해진다).

7. 속이 따뜻해지는 음식을 먹는다(예: 설렁탕, 된장찌개, 감자탕 등).

8. 밀가루로 만들어진 음식은 최대한 적게 먹거나 피한다.

9. 과하게 가공되거나 조미료가 많이 들어간 음식은 최대한 피한다 (혹은 빼달라고 말한다).

이렇듯 누군가의 노하우만 찾아 적용시키는 것이 아니라 나만의 식사 습관이나 규칙을 정해 놓고 먹는다면 빨리 먹는 습관과 과식에서 벗어날 수 있을 것이다.

거꾸로 식사법

우리가 일반적으로 식사하는 패턴을 한번 생각해보자. 식판에 밥, 국, 고기, 채소, 과일이 있다. 보통 어떤 음식을 먼저 먹게 될까? 한국인은 밥심이라는 말처럼 밥을 제일 먼저 먹고, 그다음 고기나 국과 반찬 그리고 채소 등을 먹는다. 식사를 마치고 후식으로 과일을 먹는 것이 일반적이다.

그러나 이런 식사의 패턴을 한번 거꾸로 바꿔보면 어떨까? 다시 말해서 공복에 과일과 견과류를 먹고, 그리고 난 후 식사를 하는 순서로 말이다.

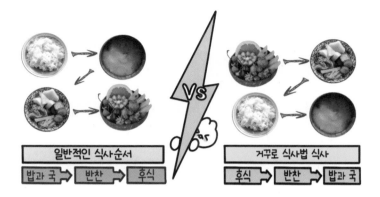

거꾸로 식사법

일반적인 식사순서
밥과 국 → 반찬 → 후식

VS

거꾸로 식사법 식사
후식 → 반찬 → 밥과 국

과일은 식사 후 디저트의 개념으로 먹는 것이 좋지 않다. 왜 그럴까? 과일은 물과 함께 가장 소화가 빨리 되는 음식인데, 과일을 현명하게 먹기 위해서는 공복에 섭취하는 것이 옳다.

일반적으로 식사를 할 때에는 대개 탄수화물 → 단백질과 지방 → 식이섬유 순서로 식사를 진행하게 된다. 탄수화물을 먼저 먹게 되면 당 성분으로 인해 식욕이 더욱 자극되고 정량보다 더 많은 음식을 섭취하려는 욕구가 생긴다.

이제부터는 그 순서를 바꿔야 한다. 식이섬유 → 단백질과 지방 → 탄수화물 순으로 식사를 하는 것이 과식을 예방하고 소화가 부담되지 않게 천천히 이뤄질 수 있게 만들어주는 습관이다.

그런데 혹시 평상시 식사를 하다가 턱 끝까지 차오를 정도로 음식을 먹어본 적은 없는가? 이럴 때면 빵빵한 배를 부여잡고 소화가 되기를 열심히 기다린다. 그런데 이 때 배에서 가스가 차서 트림을 하는 경우가 있는데, 이때 지독한 냄새가 속 안 깊숙한 곳에서 입으로 나오게 된다. 그 이유는 바로 음식이 장기 내에서 제대로 소화되지 못하고 오랜 시간 머물러 있어서 부패했기 때문이다.

이렇게 과식으로 인해 위와 장으로 들어온 음식을 모두 다 소화하기 위해서는 균형 잡힌 장내 미생물과 더불어 충분한 소화효소가 필요한데, 우리 몸 안에서는 이 모든 것들을 감당할 여유가 없다. 특히 제대로 씹지 않고 음식을 삼키다 보면 위에 엄청난 부담을 주게 된다.

단백질을 과다하게 섭취하는 경우 장에서 부패가 일어날 수 있고, 탄수화물을 과다 섭취하면 장내 이상 발효 증상이 생길 수 있으며, 지방을 과다 섭취하게 되면 장내에서 산패_{산화}될 수 있는 위험이 높아진다. 이렇게 장내에서 음식이 부패 및 산패하게 되면 유해균이 대량 생산되며 유익균의 수가 현저히 줄어들게 된다. 이는 곧 소화불량이나 소화 기능 장애를 넘어 장내 유해물질이 장벽에 달라붙어 혈액을 오염시킬 수 있는 상황까지 도달하게 된다.

식사 이후 소화가 힘들다고 소화제를 찾거나 인위적으로 탄산이 들어간 음료를 찾는 것이 아니라, 평상시 음식을 섭취할 때에는 소화가 쉬운 음식을 챙기거나 과식하지 않는 연습 그리고 천천히 먹는 습관을 들인다면 식사 이후 불편함이 많이 개선될 수 있다.

편향적인 식습관
요즘은 TV나 스마트폰을 보면 여기저기 맛있는 음식을 소개하는

건강과 다이어크의 핵심은 마이크로바이옴

프로그램들이 즐비하다. 무심코 쳐다보고 있노라면 '나도 한 번쯤은 먹고 싶다.'라는 생각이 드는 경우가 있다.

하루 종일 배고픔에 시달리지 않고 항상 든든하게 배를 채워주는 음식들이 주변에 널려 있다. 마트에 가면 손쉽게 먹을 수 있는 간편식품부터 냉동식품까지 조리 과정 없이 전자레인지만 있으면 만능 요리가 탄생한다. 이렇듯 우리는 평상시에 간편하게 음식을 먹는 습관이 몸에 익숙하다.

소위 이런 음식은 살아 있는 음식이라고 말하기 어렵다. 불에 익혀지고 다양한 합성조미료에 범벅이 되어버린 음식은 맛은 있을지 모르겠으나 내 몸을 위한 올바른 선택이라고 말할 수는 없다. 지금의 식탁은 이런 '편식'이 너무나 심하다. 좋은 음식을 '편식'하는 것이 아닌 균형이 어긋난 음식을 '편식'하는 습관이 만연하다.

대개 영양소는 골고루 챙겨 먹으라는 이야기를 많이 들어왔다. 몸의 근간이 되는 영양소로는 탄수화물, 단백질, 지방이 있다. 여기에 덧붙이자면 수분과 비타민이 가득 함유되어 있는 과일과 야채를 빼놓을 수 없다.

우리 몸은 탄수화물과 단백질 그리고 지방을 분해하는 소화효소는 존재하지만 합성감미료를 소화시키는 소화효소는 존재하지 않는다. 따라서 몸에 맞지 않는 음식이다. 자연에서 만들어낸 음식이 아닌 사람이 만들어낸 화학물질이기 때문이다. 맛은 챙겼을지 모르지만 영양까지 생각하지 않았다는 것을 항상 명심해두었으면 좋겠다.

어릴 때부터 다양한 가공식품을 접하고 자연식품을 멀리하게 되다 보면 아이 때부터 이유를 알 수 없는 다양한 질환에 노출이 되는 일들이 빈번하게 일어나고 있다.

과일과 야채에는 다양한 미량 영양소들이 포함이 되어 있다. 다량의 무기질과 비타민이 함유되어 있고 식품효소까지 함께 섭취할 수 있으니 소화시킬 때 편안함을 느낄 수 있는 것은 당연지사다.

귀찮다는 생각이 앞서다 보면 편리함은 가까이 하고 꼼꼼함은 뒤로 밀려나는 경우가 있다. 예를 들어 약속 시간을 조정한다거나 업무나 공부의 양을 조절하는 것은 충분히 조율이 될 수 있는 부분이지만 내 몸은 그렇지 않다.

정말 강조하고 또 강조해서 말하고 싶은, 또 외치고 싶은 말이다. 한 번 잃어버린 건강은 다시 되찾기에 너무나도 많은 시간과 노력 그리고 인내가 필요하다.

심지어 건강했을 때의 모습을 되찾기 어려운 경우도 있다. 흔한 말이지만 건강은 건강할 때 챙겨야 한다는 말은 양쪽 귀로 듣고 마음 속에 담아두고 매일매일 건강한 습관을 실천해야 한다.

탄수화물

기계가 원활하게 작동하기 위해서 기름이라는 에너지를 사용하듯이 우리 인체도 원활하게 작동하기 위해서 섭취해야 하는 에너지가 있다. 바로 탄수화물, 단백질 그리고 지방인데, 에너지 3중주라 할 수

건강과 다이어크의 핵심은 마이크로바이옴

있다.

여기에서는 각 영양소에 대한 이해와 종류 그리고 어떠한 음식을 먹어야 하는지 천천히 알아보자. 먼저 탄수화물이다.

'탄수화물은 인체의 에너지로 사용되는 가장 기본원료로 당, 곡류 설탕 등을 모두 표현하는 상위 개념이다. 탄수화물은 소화과정을 거쳐 포도당이라는 에너지원으로 변환되어 인체 곳곳에 사용된다.'

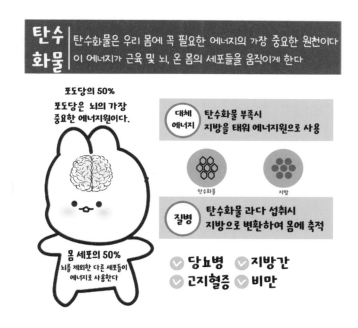

탄수화물이 인체에 필수적인 영양소라는 것은 누구나 다 알고 있다. 그러면 탄수화물을 어떻게 먹어야 하는 것일까?

탄수화물은 인체에서 가장 많이 사용되는 에너지원으로 섭취시 에너지로 전환되는 속도가 영양소 중 가장 빠르다. 특히나 포도당^{탄수} ^{화물의 소화} 형태은 뇌와 인체 곳곳 세포에서 가장 많이 사용하는 에너지 원이기에 자라나는 성장기의 아이들부터 성인까지 꼭 먹어야 하는 영양소이다. 만약 포도당이 인체 내에서 부족하다면 아래와 같은 현상을 겪을 수 있다.

1. 집중력 저하
2. 감정 기복, 짜증, 우울감
3. 어지럼증

하지만 탄수화물을 너무 과잉으로 섭취했을 경우에는 아래와 같은 질병이 생길 수 있다.

1. 당뇨병
2. 고지혈증
3. 지방간
4. 비만

우리 인체가 에너지를 사용하고 움직이기 위해서는 적절한 탄수화물 섭취는 필수적이다. 탄수화물은 형태에 따라 여러 종류로 나누어진다. 포도당의 결합에 따라 단당류, 이당류, 다당류로 분류된다. 단당류와 이당류는 '단순 탄수화물'로 분류되고 다당류는 '복합 탄수화

건강과 다이어크의 핵심은 마이크로바이옴

물'로 분류가 된다.

단순 탄수화물단당류와 이당류은 혈당을 빠르게 상승시키는 탄수화물로서, 식품 대부분이 도정 및 가공과정을 거쳐 나오게 된다. 과자나 초콜릿 그리고 라면 같은 가공 식품이 이에 해당이 된다. 복합 탄수화물다당류은 자연에서 온 식품들이 많다. 고구마, 감자. 바나나, 채소, 옥수수 등 주변에서 자연 먹거리로 찾아볼 수 있다.

탄수화물을 섭취할 때 단순 탄수화물보다 복합 탄수화물을 먹어야 하는 이유가 있는데, 이것은 인슐린 분비와 관련이 있기 때문이다. 앞에서도 인슐린에 대하여 상당히 비중이 높게 다뤘는데, 가공식품을 먹든지 혹은 자연식품을 먹는지에 따라 우리 몸에 가해지는 부담이 달라진다.

대개 가공된 탄수화물을 섭취하게 되면, 소화과정을 빠르게 건너뛰고 혈액 안으로 다량의 포도당이 유입이 되면서 췌장에서 인슐린이 급하게 분비가 되게 된다. 이런 행위는 몸에 심한 가중을 주는 일이다. 그렇기에 가공된 탄수화물을 나쁜 탄수화물이라 부른다.

평상시 적당량의 탄수화물 섭취는 건강에도 이롭고 생활하는 데 아무런 문제가 되지 않는다. 하지만 문제는 항상 과하게 많이 섭취할 경우에 생긴다. 탄수화물의 과잉 섭취는 혈중 내에 포도당이 다량 남게 만들고, 이렇게 남은 포도당이 간으로 가서 글리코겐 형태로 저장되어 중성지방으로 쌓이게 된다. 결국 비만이 된다는 이야기다. 그렇기에 평상시 탄수화물을 어떻게 섭취하는 것이 가장 좋은지 고민하고, 일상 속에서 조절하는 것이 상당히 중요하다.

나쁜 탄수화물[단순당]	좋은 탄수화물[복합당]
혈당을 급격히 올려 빨리 허기지게 만들고 탄수화물 맛에 중독되게 한다	혈당을 천천히 올려 운동의 에어지원이 되며 근육이 빠져나가는 것을 막는다
단순당	복합당

단당류 1개의 당 분자로 구성 포도당, 과당, 갈락토스	이당류 2개의 당 분자로 구성 설탕, 맥아당, 유당	다당류 여러 개의 당 분자로 구성 녹말, 식이섬유, 글리코겐

이를 확인하기 위해 가볍게 '나는 탄수화물 중독인지 아닌지' 한 번 확인해보자.

탄수화물 중독 자가진단 체크 리스트

☐ 1. 아침에 밥보다 빵을 주로 먹는다.

☐ 2. 오후 3~4시쯤이면 집중력이 떨어지고 배고픔을 느낀다.

☐ 3. 밥을 먹는 게 귀찮게 느껴질 때가 있다.

☐ 4. 주위에 항상 초콜릿이나 과자 같은 간식이 있다.

건강과 다이어크의 핵심은 마이크로바이옴

□5. 방금 밥을 먹었는데도 허기가 가시지 않는다.

□6. 잠들기 전에 야식을 먹지 않으면 잠이 오지 않는다.

□7. 식이요법을 3일 이상 해본 적이 있다.

□8. 단 음식은 상상만 해도 먹고 싶어진다.

□9. 배가 부르고, 속이 더부룩해도 자꾸만 먹게 된다.

□10. 음식을 방금 먹은 후에도 만족스럽지 않다.

몇 가지나 체크했는가? 4~6개 사이가 체크 되었으면 적정량 이상 탄수화물 섭취하고 있을 가능성이 높다. 그리고 7개 이상이 체크되었다면 탄수화물 섭취를 줄이는 생활습관을 바로 시작해야 할 것이다.

당질 제한식

전 세계적으로 인간의 질병 중 대표적인 5대 질병을 뽑으라면 암, 뇌졸중, 심장병, 당뇨병, 정신질환 등을 뽑을 수 있다. 이 질병들의 증가는 심각한 사회문제이며 대책 마련이 시급한 질병이다. 그런데 이 모든 질병에 효과가 있는 치료법이 있는데, 그것이 바로 당질 제한식이다.

이 질병들의 원인을 살펴보면, 당질 제한식이 왜 치료법인지 이해할 수 있다. 이러한 질병들은 당질 과다 섭취에서 비롯되었다고 해도 과언이 아니다. 우리 생활습관 속에 깊이 들어가보면, 흰쌀밥, 밀가루, 밀가루를 가공해서 만든 식품들, 그리고 과당이 포함된 음료, 당과 밀가루로 만들어낸 과자를 간식으로 주로 섭취한다. 이런 식습관의 반복으로 혈당치를 높이게 되고 이로 인한 합병증이 발생하게 된다. 그리고 궁극적인 질병들이 몸속에 안착하게 된다.

이런 당의 과다섭취로 발생한 질병의 해결책이 바로 당질 제한식인 것이다. 당질 제한식은 당으로 된 탄수화물 식품을 줄이는 것으로 시작된다. 쉽게 말해서 밥, 빵, 면류 등 당이 포함된 식품을 줄이고 식이섬유, 단백질, 지방의 섭취를 높이는 것이다.

당질 제한식의 식사는 배고픔의 인내를 감내하지 않아도 된다. 그리고 열량을 계산할 필요도 없다. 내가 섭취하고 싶은 만큼 편안하게 섭취해도 큰 문제가 없다.

그렇다고 열량을 무제한으로 섭취하라는 이야기가 아니다. 당질을 제한하고 식이섬유와 단백질, 지방을 섭취하면 당질 음식에 비해 빠르게 포만감을 느끼게 된다. 포만감을 느낀다는 것은 과식을 하지 않는다는 의미가 된다. 기존에 우리가 당질 식품을 섭취할 때는 먹는 속도도 빠른 데다가 포만감이 느껴지는 시간이 늦어서 항상 과식을 하게 되는 것이 문제였다. 그러므로 당질 제한식을 하게 되면 자연스럽게 식사량을 줄일 수 있게 되는 것이다.

당질 제한식을 하기 위해서는 우리 주변에 당으로 이루어진 식품을 기억해두었다가 그 식품을 피해 다른 식품을 섭취하면 되므로 그리 어렵지 않다. 이 당질 제한식은 일본, 미국 등의 병원에서 실행하여 많은 효과를 본 식사법이다.

또한 당뇨나 고지혈증 및 고혈압 환자들에게는 더욱 강력한 슈퍼 당질 제한식을 통해 질병을 이겨내는 방법이 있다. 당질 제한식이 당을 다른 영양소에 비해 소량 섭취하는 방법이었다면, 슈퍼 당질 제한식은 당 섭취를 아예 제한하는 것이다. 슈퍼 당질 제한식은 여러 병원에서도 많은 효과를 보여줬기에, 당뇨 수치가 높다면 한번 시도해볼 만한 방법이다.

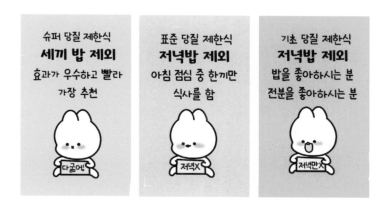

당질 제한식의 가장 큰 장점은 당뇨병 환자의 식후 고혈당을 개선해 정상 수준으로 조절하는 데 큰 효과가 있다는 점이다. 그 이유는 탄수화물, 바로 당만이 혈액의 혈당치를 높이기 때문이다. 우리가 당을 섭취하면 혈당 수치가 급상승하는데, 우리 몸은 이 혈당을 떨어뜨리기 위해 췌장에서 많은 양의 인슐린을 분비하게 된다.

혈액의 혈당을 낮추는 호르몬은 인슐린이 유일하다. 그러나 우리는 가족력으로, 그리고 식습관으로 인해 '인슐린 저항성'이 생기게 되고 그로 인해 췌장에도 무리가 생기게 된다.

이런 사이클의 반복이 결국 질병의 터널에 들어가게 되므로 궁극적으로는 이 당을 제한하는 것이 당과 관련된 질병에서 벗어나는 유일한 길이라고 하겠다.

당질 제한식의 열 가지 규칙

1. 어패류, 육류, 두부, 낫토, 치즈 등 단백질과 지방이 주성분인 식품은 듬뿍 먹어도 좋다.
2. 당질, 특히 흰 빵, 흰쌀, 면류, 과자, 흰 설탕 등 정제된 당질은 철저하게 피한다.
3. 주식을 먹을 때는 정제되지 않은 곡물(예를 들어 현미나 통밀 등)이 좋다.
4. 음료는 성분을 조정하지 않은 두유, 물, 보리차, 엽차 등이 좋다.
5. 당질 함유량이 높은 과일은 소량으로 그친다.
6. 올리브 오일이나 생선의 지방산EPA, DHA은 적극적으로 먹는다.
7. 버터나 설탕을 사용하지 않은 마요네즈는 먹어도 괜찮다.
8. 술은 가급적으로 피한다. 특히 양조주(맥주, 샴페인 등)는 더욱 피한다.
9. 치즈나 견과류를 중심으로 적당량 먹는다. 과자류나 말린 과일은 먹지 않는다.
10. 되도록 화학합성첨가물이 함유되지 않은 식품을 선택한다.

단백질

단백질은 체내에 필수적인 물질들을 구성하는 요소이다. 근육뿐만 아니라 장기, 피부, 뼈, 혈액, 머리카락, 손톱, 발톱 등 우리 몸의 신체조직을 구성하는 데 매우 중요한 영양소이다.

이 외에도 각종 화학반응을 담당하는 '효소' 및 생체 기능을 담당하는 '호르몬'과 면역기능을 담당하는 '항체' 등의 구성요소가 된다. 효소, 호르몬, 항체는 우리 몸의 신진대사에 필수 물질이라 인체에 조금이라도 부족하거나 과다하면 질병의 근원이 되기도 한다.

효소 enzyme

단백질로 구성된 촉매재이다. 살아 있는 생명체의 체내에서는 생명을 유지하기 위해 화학 반응이 끊임없이 일어난다. 이렇게 생명체 내에서 일어나는 모든 화학 반응을 '물질대사'라고 한다. '물질대사'를 하기 위해서는 효소가 꼭 필요하다.

인체의 '물질대사' 과정 속에 각 단계마다 각각 다른 효소가 작용하게 되는데, 이 효소가 어느 한 과정에서라도 부족하면 다음 반응이 진행되지 않는다.

효소는 3가지로 구분되는데 소화를 돕는 소화효소, 인체 물질대사에 관여하는 대사효소, 그리고 식품으로 보충하는 식품효소로 구분된다. 효소의 이름은 대개 아제 ase 또는 에이스 ase로 끝나는 명칭을 사용한다.

인체의 효소는 늘 부족하다. 그러므로 식품효소를 통해 충분히 효

효소	효소(Enzyme)는 단백질로 구성, 생명체 내에서 일어나는 모든 화학 반응을 물질대사라고 한다.

물질 대사	저분자 물질을 고분자 물질로 합성 →동화 작용 고분자 물질을 저분자 물질로 분해 →이화 작용

소화효소, 대사효소, 식품효소란?

소화효소 : 섭취한 음식물을 세포가 흡수할 수 있게 화학반응을 통해 잘게 분해하는 역할을 하며, 이렇게 분해된 음식물이 세포로 흡수되어 인체의 에너지원이 된다.

대사효소 : 생물체 내에서 생산되는 효소로서 운동과 호흡,뇌활동, 인체의 각종 신진대사 전반에 역할을 한다.
대사효소는 일반적인 효소 보충제로 섭취가 불가능하며 대신 소화효소를 섭취함으로써 대사기능을 간접적으로 증가시키는 방식을 이용한다.

식품효소 :음식에서 섭취하는 효소이며, 식이섬유인 과일, 채소 및 발효식품의 섭취를 통해 공급되는 식품효소는 소화효소의 분비를 감소시키고 상대적으로 대사효소가 작용을 잘할수 있도록 돕는 역할을 한다.

소를 섭취해야 하지만 지금의 우리 식탁에 있는 음식은 효소를 섭취하기 어려운 상황이다. 또한 우리가 마트나 슈퍼에서 간편식으로 구매하는 음식은 방부제로 범벅이 되거나, 아예 효소를 제거하고 나온 식재료가 대부분이므로 효소를 식품으로 섭취하기가 더욱 어려운 상황이다. 그러므로 자연식의 식재료가 더욱 중요한 시대임을 알아야 한다.

호르몬 hormone

호르몬은 단백질로 구성되어 있으며 우리 몸의 생리 기능을 조절

건강과 다이어크의 핵심은 마이크로바이옴

하는 화학물질이다. 호르몬의 분비를 조절하는 중추는 간뇌의 시상
하부이다. 신경뉴런으로부터 인체 내의 상태와 외부 환경에 대한 정보
를 시상하부에서 받아들여서 문제가 발생하거나 항상성이 무너지게
되면, 뇌하수체와 같은 내분비샘에 적절한 신호를 보내서 호르몬을
분비하며, 이를 통해 우리 몸을 조절하는 역할을 담당한다.

　호르몬의 분비는 적은 양으로 생리 작용을 조절하고, 분비량이
많아지면 과다증이 발생해 인체 내 또 다른 질병의 원인이 되기도
한다.

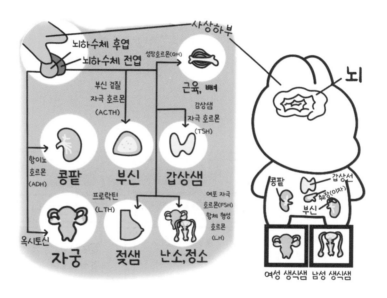

항체 antibody

항체는 우리 몸의 면역 작용을 담당한다. 인체 내로 침범하는 바이러스 항원에 대항해 만들어지는 물질을 항체라고 한다. 항체는 여러 개의 폴리펩타이드로 구성되며 두 개의 긴 사슬과 두 개의 짧은 사슬이 결합되어 있는 구조이고 Y자 모양을 이룬다.

우리 몸의 면역기능은 대단히 중요한 부분이다. 이 면역기능에 문제가 생기면 외부 바이러스의 침투에 대응할 힘이 없어진다. 이렇게 외부 항원에 대항하는 항체도 단백질로 구성되어 있다.

단백질이 부족하면 체내에서 항체 생성에 문제가 생겨서 많은 감염성 질환에 노출될 수 있다. 일생 동안 단백질이 가장 많이 요구되는 중요한 때인 임신기, 수유기 및 성장기 어린이에게 단백질의 섭취가 부족할 경우 성장에 문제가 생기므로 특히 이 시기에는 단백질의 충분한 섭취가 필요하다.

단백질의 종류		
완전 단백질	부분적 완전 단백질	불완전 단백질
필수아미노산 모든 종류 포함 충분한 양	필수아미노산 모든 종류 포함 일부 함량 부족	필수 아미노산 중 몇 가지 결여
육류, 우유 생선, 달걀	대두, 견과류	대두 외의 기타 콩 종류, 곡류

한국영양학회의 영양섭취 기준에 따르면, 하루 총섭취 에너지의 7~20%를 단백질을 통해 섭취하도록 권장한다. 단백질은 탄수화물, 지방과 마찬가지로 에너지의 공급원이 된다. 단백질은 다른 영양소들과 결합해 영양소들이 세포 내 필요로 하는 곳까지 운반되도록 도와주는 역할도 한다.

단백질은 탄수화물, 지방과는 달리 질소라는 성분을 포함하고 있다. 이 성분이 체내에 많이 잔류하게 되면 독성을 띄게 되어 우리 인체 면역 기관의 밸런스를 파괴시킨다. 면역 기관이 불균형하다는 건 질병에 걸리기 쉽다는 의미가 될 수 있다.

단백질을 과잉 섭취하면 단백질 분해 과정에서 체내 질소 노폐물이 많이 형성된다. 이 질소는 간에서 요소로 변환해 소변으로 배출을 하게 되는데, 체내에 이 노폐물이 많게 되면 노폐물을 걸러주는 기능을 담당하는 신장에 부담을 주어 신장 기능의 장애를 일으킬 수 있다. 우리 몸에 단백질은 꼭 필요하나 항상 과잉섭취는 문제가 된다.

건강을 지키기 위해서는 단백질을 과잉 섭취하지 않도록 적당량을 정해놓고, 섭취를 하는 것이 중요하다.

지방

지방은 탄수화물, 단백질과 함께 3대 영양소 중 하나로 글리세롤 Glycerol과 3개의 지방산Fatty Acid으로 구성되어 있다. 그래서 이름을 트리 글리세리드Tri(3개)+Glyceride, 약자로 TG라고 부른다. 지방은 세포벽을 이루는 인지질의 구성 성분이며 만인이 고민을 하고 있는 뱃살의 주성분이기도 하다.

지방은 대표적으로 '포화지방'과 '불포화 지방'으로 구분되며, 가공 식품인 '트랜스 지방'이 있다. 지방은 심장, 간 등 내장 기관을 둘러싸 보호해주는 역할을 하며, 피하지방은 인체 내 열의 발산을 막아서 체온을 유지시켜주고, 지용성 비타민의 흡수와 운반을 도와주는 역할을 한다. 그러나 이 지방세포가 비대해 지거나 그 수가 늘어나게 되면 인체는 비만의 상태가 된다. 이로 인해 내장지방이 쌓이게 되고 인체는 여러 가지 합병증에 노출되게 된다.

지방의 종류

불포화지방

불포화지방은 주로 몸의 세포막을 형성하며, 뇌에 가장 많이 분포되어 있는 지방이다. 불포화지방은 크게 오메가3와 오메가6로 구분한다. 오메가3가 부족하면 세포가 경직되고 염증이 생기기 쉽다. 또한 오메가6가 부족하면 모발 성장과 피부 세포에 문제가 생길 수 있다.

오메가3가 풍부한 식품은 꽁치, 고등어, 삼치 같은 등푸른 생선과 견과류, 푸른색 채소, 해조류 등이다. 오메가6는 해바라기씨유, 옥수수기름, 콩기름 등에 풍부하다. 불포화지방은 특히 콜레스테롤 수치를 떨어뜨려 혈액순환을 돕고 혈관 질환을 예방하는 데 도움을 준다.

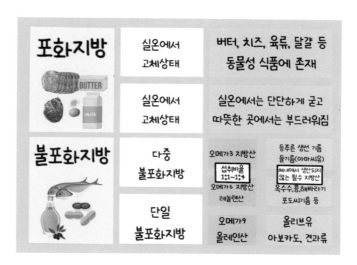

포화지방

포화지방 분자는 탄소C, 산소O, 수소H 등 세 원소가 연결된 구조로 이루어져 있는데, 탄소를 중심으로 수소가 꽉 차 있는 구조가 포화지방이다. 그리고 이 수소가 군데군데 비어 있는 구조가 불포화지방이다. 포화지방은 상온에서 고체이지만, 불포화지방은 액체 상태다. 그래서 포화지방은 동물성 지방으로 고기, 비계라고 이해하면 이해가 쉽다. 포화지방은 육류 지방, 버터, 코코아 등에 많다. 포화지방은 인체 피하지방층의 일부를 이루며 적당량의 피하지방은 반드시 필요하다.

우리는 일반적으로 오랫동안 포화지방, 특히 동물성 지방은 생명을 단축시키고 심장병을 유발하는 뱃살을 늘리는 나쁜 영양소라고 낙인을 찍고 살았다. 그도 그럴 것이 어렸을 때부터 각종 미디어를 통해, 그리고 학창시절 교육을 통해서 포화지방과 불포화지방에 관한 이야기를 숱하게 들어왔기 때문이다. 포화지방은 곧 동물성 지방이고, 식물성 지방은 불포화지방이라는 것을 불변의 공식과도 같이 여겨져 왔다. 그러다 보니 자연스럽게 포화지방인 동물성 지방은 기피하게 됐다.

지난 반세기 동안 우리는 저지방 식단을 고수해 왔었다. 그러나 이것은 잘못되었다는 것이 논문과 수많은 연구들로 인해, 그리고 방송으로 이어지는 잘못에 대한 지적들이 쏟아져 나오면서 포화지방에 대한 그 인식이 바뀌어 가고 있다.

지금도 가끔 홈쇼핑의 방송을 보면 포화지방이 문제라고 이야기하는 것을 볼 수 있다. 포화지방은 높은 칼로리 탓에 조금만 먹어도 살이 찌고 혈관에 쌓여서 혈액순환을 방해하는 문제아라는 인식이 우리의 생각 속에 깊이 박혀 있기에 쉽게 사라지지 않는 것도 사실이나 이제는 그 잘못된 인식을 바꿀 때가 되었다.

포화지방에 대한 문제 제기는 미국에서부터 시작되었다. 그러나 지난 10년간 지방에 대한 수많은 연구를 통해 밝혀진 사실은 우리가 알고 있던 사실과는 전혀 다른 내용이었다. 미국에서 책 한 권이 출간되면서 그 불씨를 지피게 되었다. 바로《지방의 역설》이라는 책이다.

이 책으로 인해 미국에서도 일반인들이 잘못알고 있었던 지방에 대한 오해가 풀리는 계기가 되었고 방송을 통해서도 집중 조명되기도

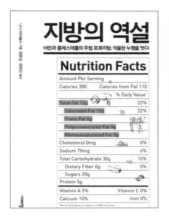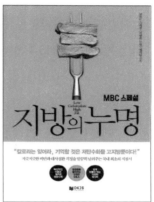

했다. 이 여세를 몰아 국내에서도 MBC에서 스페셜로 〈지방의 누명〉
이라는 방송이 전파를 타면서 그 속도는 더욱 빨라졌다.

그리고 그 누명에 대해 시위라도 하듯 지금은 서점 다이어트 코너
에 가보면 지방과 관련한 저탄고지, 케톤 등이 다이어트의 주류를 차
지하고 있다. 그리고 몇 년 전에는 케톤식 다이어트의 활성화에 불을
지피는 방탄커피라는 것이 등장해 화제가 되기도 했다. 학생에서부터
여성들 사이에 유행처럼 번지게 된 것이다.

우리가 지금까지 지방에 대해 잘못 알고 지내온 시간이 50년이 넘
었다. 그러므로 당연히 지방에 대해 안 좋은 인식이 하나의 틀로 자리
매김한 것이 사실이다. 그러나 이제는 다른 시각으로 지방을 바라보
아야 한다. 탄수화물에만 빠져 있던 우리의 식습관은 지방으로부터의
변화가 그 시작이 될 것이다.

트랜스 지방

트랜스 지방은 불포화지방을 변형해서 만든, 다시 말해서 지방을 가공한 지방으로 보면 된다. 우리 인체에 가장 해로운 지방이 바로 트랜스 지방이다. 그 이유는 이 트랜스 지방이 우리 몸속에 들어오면 불포화지방을 밀어내고 그 자리를 차지하기 때문이다. 트랜스 지방은 복부 질환을 초래하며 고밀도 콜레스테롤HDL을 낮추고 저밀도 콜레스테롤LDL수치를 높여 동맥경화 같은 각종 혈관 질환을 일으키게 된다.

트랜스 지방은 체내에 한 번 들어오면 쉽게 배출되지 않으므로 섭취를 최대한 제한하는 것이 매우 중요하다. 식용유는 튀기는 횟수가 늘어날수록 트랜스 지방이 증가하게 되는데, 우리가 일반적으로 즐기는 치킨은 동일한 기름에 수차례 튀기게 된다. 이로 인해 트랜스 지방의 증가는 당연한 것으로 보아야 하며, 우리는 이런 트랜스 지방을 수도 없이 섭취하고 있다는 것을 알아야 한다.

무엇보다 트랜스 지방 섭취를 줄이려면 가공되지 않은 자연식품으로 섭취하고 트랜스 지방의 섭취는 가급적 자제하여야 한다. 트랜스 지방이 함유된 대표적인 음식은 마가린, 케이크, 도넛, 튀김감자, 팝콘, 비스킷과 같이 기름으로 튀긴 식품에 특히 많이 포함되어 있으므로 모두 우리 주변에서 흔히 볼 수 있는 식품들이다.

기름

우리가 평상시 요리할 때 사용하는 기름에 대해 알아보자. 오메가 3 함유량이 풍부해 우리 몸에 매우 이로운 들기름과 아마씨유가 있

건강과 다이어크의 핵심은 마이크로바이옴

다. 이런 기름이 우리 몸에 좋은 것은 맞는 사실이다. 그러나 이렇게 좋은 기름이 높은 온도로 요리할 때에도 안전한 기름이라는 말은 아니다.

이러한 오일의 수많은 장점에도 불구하고 높은 온도로 가열하게 되면, 그 장점들은 사라지고 오히려 몸에 해로운 물질들을 생성하게 된다. 그런데 실제로 우리가 열을 가해서 조리를 할 때 기름을 가장 많이 사용하게 되므로, 건강을 위해서는 요리할 때 어떤 기름을 사용해야 하는지 알아두는 것이 매우 중요하다.

좋은 기름이 요리할 때 좋은 기름을 뜻하지는 않는다. 예를 들어 우리가 몸에 좋아 보충제로도 많이 먹고 있는 오메가3 지방산의 경우 열에 매우 취약해서 가열할 경우 활성산소가 형성되어 몸에 오히려 해롭게 된다.

그렇다면 좋은 기름은 어떤 기름을 말하는 것인가?

첫 번째는 제조 방식이다. 좋은 기름은 최소한의 가공 과정을 거친 기름이어야 좋다. 예를 들어 저온 압착유와 같이 화학적 정제 과정 및 열을 가하지 않고 저온에서 압착 방식으로 추출한 기름이 가장 좋은 기름으로 본다.

반면에 콩이나 옥수수 같은 단단한 곡물의 지방을 추출하기 위해서는 압착 방식이 어렵기 때문에 화학 약품을 사용해 기름을 뽑게 되는데, 이때 표백 처리 및 탈취 과정을 거친 후 보존제와 산화방지제를 첨가해 유통기한을 늘리고 산패를 방지하는 과정을 거칠 가능성이 매우 크다. 따라서 건강을 위해서는 저온 압착과 같이 자연 그대로의 상태로 추출해낸 기름이 좋다.

두 번째는 지방산의 구성 비율이 어떠냐이다. 열을 가하는 요리에 사용되는 기준으로 보았을 때 지방산은 포화지방산에 가까울수록 더욱 안정적이기에 빛, 열, 공기에 의해 산화될 가능성이 적다. 그러므로 열을 가해 조리할 때 사용할 기름 선정에 있어서는 꼭 포화지방산 비율이 높은 기름을 선택하는 것이 중요하다.

세 번째가 발연점이다. 발연점은 연기가 나기 시작하는 온도인데, 이 온도를 넘어서면 암을 유발하는 미세먼지가 발생하기 때문에 가급적이면 발연점이 높아서 미세먼지 발생을 최소화하는 게 좋다. 그리고 우리가 정확하게 알아야 하는 부분이, 얼핏 보면 비슷해서 발연점 밑으로만 가열해서 조리하면 문제없다고 생각할 수 있다. 하지만 발연점은 말 그대로 연기가 나기 시작해서 미세먼지를 발생하는 온도이고 이보다 더욱 중요한 점이 바로 지방이 얼마나 산화 및 산패가 잘되는 지방 구성비를 가지고 있는지이다. 그 뜻은 실제로 발연점에 도달하기도 전에 기름이 산화될 수 있다는 내용이다.

예를 들어 볶음 또는 부침 요리를 해야 하는데, 발연점이 190도인 올리브유와 234도인 콩기름만 있다면 어떤 기름을 선택해야 할까? 막연히 발연점만 생각한다면 가열식 조리에는 콩기름을 선택할 가능성 높다. 그러나 이전에 이야기 하였듯이 발현점보다 먼저 앞서 생각해야 할 내용이 바로 지방산의 구성 비율이다. 콩기름은 열에 가장 취약한 데다가 불포화지방산을 훨씬 많이 포함하고 있고, 올리브유는 이보다 더 안정적인 단일불포화 지방산을 함유하고 있기 때문이다.

요리할 때 가급적 피해야 하는 기름

포도씨유

포도씨유는 발연점이 216도로 다소 높은 편이지만 가장 불안정하며 쉽게 산화되는 다가불포화 지방산을 71%나 함유하고 있다. 따라서 유통 과정 중에서 이미 산화가 진행되어 있을 가능성이 높고 가열해 요리할 경우 산화가 더욱 빠르게 진행된다.

콩기름

한국인이 가장 많이 사용하는 기름이 바로 이 콩기름인데, 이 콩기름의 발연점은 매우 높지만 다가불포화 지방이 58%로 매우 불안정한 기름에 속한다. 이뿐 아니라 시중에 유통되는 대부분의 콩기름은 수입 유전자 변형된 콩을 사용해 만들었기 때문에 더욱 멀리해야 하는 기름이다. 이것을 생각해보면 시중에서 우리가 먹는 중국 음식이나 기름을 사용하는 모든 음식이 우리에게 얼마나 해로운지 알 수 있을 것이다.

옥수수유

옥수수 유도 콩기름과 비슷하다. 옥수수 유는 다가불포화 지방산 비율이 55%로 매우 높을 뿐만 아니라 유전자 변형 옥수수로 만든 제품들이 많다. 국내산 무농약 옥수수를 활용한 옥수수유는 수입산에 비해 가격이 비싸므로 시장에서 많이 사용되지 않기에 수입산 유전자 변형 옥수수를 활용했을 가능성이 크다.

카놀라유

카놀라유는 불포화 지방산 비율이 64%로 다소 높은 편이기는 하다. 하지만 앞서 말한 옥수수유와 콩기름과 같이 대부분의 카놀라유 원재료가 GMO일 뿐만 아니라 심한 정제 과정을 거쳐 만들기 때문에 이 과정에서 화학 잔여물이 남을 가능성이 있다.

들기름

들기름은 건강에 좋은 오메가3 지방산이 풍부한 기름이다. 그러나 가열할 경우 바로 이 오메가3 지방산이 문제가 되는데 오메가3는 지방산 중 가장 불안정한 다가불포화 지방산이며, 그중에서도 오메가6보다도 더 불안정하여 쉽게 산화된다.

그러므로 오메가3가 풍부한 냉압착 기름은 그대로 먹는 것이 좋으며 가열하기보다는 샐러드에 넣거나 요리를 모두 마치고 살짝 뿌려서 섭취하는 것이 좋다.

식용유의 발연점

오일	특성	발연점	요리용도
아보카도유		271	
홍화씨유	정제(refind)	266	
미강유(현미유)		254	
올리브오일	Extra light	242	220도 이상
카놀라유	정제(refind)	238	
대두기름(콩)	정제(refind)	232	볶음, 부침, 튀김
땅콩오일	정제(refind)	232	
팜유		232	
옥수수유	정제(refind)	232	
해바라기씨유	정제(refind)	227	
헤이즐넛유		221	
아몬드유		216	
올리브오일	Virgin	216	
포도씨유	비정제(unrefined)	216	
목화씨유		216	160~220도
참기름	정제(refind)	210	
카놀라유	비정제(unrefined)	204	볶음 또는 부침요리
들기름	비정제(unrefined)	202	
마카다미아너트오일		199	
참기름	비정제(unrefined)	177	
코코넛 오일		177	
대두기름(콩)	비정제(unrefined)	160	
땅코오일	비정제(unrefined)	160	
올리브오일	Extra virgin	160	160도 이하
옥수수유	비정제(unrefined)	160	
호두유	비정제(unrefined)	160	볶음 또는 부침요리
콩기름	비정제(unrefined)	160	
해바라기씨유	비정제(unrefined)	107	
아마씨유	비정제(unrefined)	107	
홍화씨유	비정제(unrefined)	107	

그렇다면 어떤 기름으로 요리를 하는 것이
가장 안전하고 좋은 기름인가?

코코넛 오일

코코넛 오일은 포화지방 비율이 86%로 우리가 알고 있는 그 어떤 기름보다 높다. 따라서 매우 안정적인 기름으로 쉽게 산화되지 않을 뿐 아니라 발현점도 177도라서 상당히 높아서 가열하는 요리는 모두 가능하다.

버터

버터도 포화지방산 비율이 63%로 상당히 높고, 발연점도 150도이다. 따라서 가볍게 약불로 조리할 경우 버터가 사용하기에 괜찮다.

아보카도 오일

아보카도 오일은 앞서 설명한 코코넛 오일과 버터보다는 포화지방 비율이 적고 단일 불포화지방 비율이 높기 때문에 조금 덜 안정적이긴 하지만 발연점이 270도 이상으로 높아서 최근 요리용으로 각광받고 있다(단, 향에 민감한 사람들을 주의해서 선택할 것).

하지만 우리가 알아야 할 부분은 발연점이 높은 것과 산화의 안정적인 부분은 다른 개념이며 만약 아보카도 오일을 구매했다면 산화 방지를 위해 구매일로부터 6개월 이내에는 모두 사용하고 꼭 냉장 보관을 추천한다.

건강과 다이어크의 핵심은 마이크로바이옴

코코넛오일 vs MCT오일

요즘 다이어트의 핵심은 케톤 다이어트이다. 앞에서 이야기했듯이 방탄커피가 한참 유행하던 때가 있었다. 이 방탄커피에 사용된 오일이 MCT오일이다. 우리는 이 MCT오일이 코코넛 오일인 것으로 오해할 경우가 많다. 그러나 코코넛 오일과 MCT오일은 서로 다르다. MCT오일은 코코넛 오일을 활용해서 만들긴 하지만 이 둘에는 명확한 차이점이 존재한다.

그 차이를 설명하면 지방의 사슬구조와 탄소의 수에 따라 중쇄 지방산중간 사슬 지방산, 장쇄 지방산긴 사슬 지방산으로 나뉘게 되는데 6에서 12개의 탄소사슬로 이루어진 지방산을 중쇄 지방산이라고 한다.

장쇄 지방산과 달리 중쇄 지방산은 장에서 그 흡수되는 통로가 다르다. 소화 부분에서 서술했듯이 포도당과 지방의 흡수되는 길이 다르다고 설명했는데, 다시 말해서 수용성 영양소와 지용성 영양소의 이동되는 길이 다른 것이다.

수용성 영양소는 혈액으로 흡수되어 간을 통해 심장으로 가고, 지용성 영양소는 암죽관을 통해 림프관을 통해서 심장으로 가는 것이다. 그런데 이 중쇄 지방산은 장쇄 지방산과 달리 암죽관으로 흡수되지 않고, 혈액이 흡수되는 모세혈관을 통해 간으로 직접 들어가게 된다. 그래서 간에 대사작용을 우회하고 바로 뇌와 근육의 에너지로 사용되기 때문에 간에 주는 부담이 적으며 체내에서 즉각적으로 에너지로 활용된다는 장점이 있다.

이렇게 바로 에너지로 활용되기 때문에 체지방으로 축적되는 비율이 낮으며 오히려 체내에 축적된 지방을 분해해 체중 감량을 돕게 되는 메커니즘을 가지고 있다. 우리가 이런 메커니즘으로 인해 중쇄 지방산을 다이어트와 연계해서 섭취하게 되는 것이다.

단, 혈당을 높이는 탄수화물을 섭취하면서 중쇄 지방산을 같이 섭취할 경우 체중을 늘리는 길이기 때문에 중쇄 지방산을 섭취할 땐 탄수화물 섭취를 자제하는 것이 지방분해에 이로움을 알아야 한다. 좀 더 상세히 알고 싶다면 이전에 서술한 다이어트 부분을 복습해보기 바란다.

코코넛 오일에는 이 중쇄 지방산이 매우 풍부하며 지방산의 약 65% 정도가 중쇄 지방산으로 구성되어 있다. 따라서 이런 중쇄 지방산만을 추출하여 제조한 오일을 바로 MCT오일이라고 부른다. 그리고 코코넛 오일이 실온에서 고체화되는 성분이 바로 라우르산lauric acid인데 MCT오일은 이 라우르산 성분을 제거했기 때문에 늘 액체 상태를 유지하게 된다.

그렇다면 코코넛 오일과 MCT 오일 중 어떤 게 더 좋을까? 사실 성분이 약간 달라서 그 용도에서 다르다고 생각하는 것이 맞는 이야기이다.

코코넛 오일은 면역력 증진의 역할을 하는 라우르산을 많이 함유하고 있으며 모유에도 있는 성분으로 건강에 매우 이롭다. 또한 자연 그대로와 제일 가까운 형태로 코코넛의 장점을 모두 얻고 건강해지기 위해서는 코코넛 오일을 섭취하는 것을 추천한다.

MCT오일은 코코넛 오일에서 라우로산을 제거해 에너지로 빠르

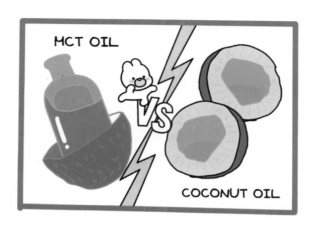

게 전환하고 체중 감소에 효과가 있는 중쇄 지방산만 모아둔 오일이기 때문에, 체중 감량 및 에너지 부스팅을 위해 활용하기에 좋은 오일이라고 생각하면 된다.

그러나 MCT오일은 비교적 정제 과정을 많이 거치게 되며, 건강에 이로운 라우르산이 모두 제거되기 때문에 코코넛 오일의 가장 큰 장점을 놓치게 된다는 아쉬움은 남는다.

콜레스테롤을 바로 알자

콜레스테롤은 지방의 한 종류로 스테로이드steroid 계열의 유기물질이다. 콜레스테롤은 동물 세포막의 필수적으로 필요한 구조 성분이기 때문에 모든 동물세포 안에서 생합성된다. 콜레스테롤은 스테로이드 호르몬, 담즙산, 비타민 D의 생합성의 전구체로서 그 기능을 담당한다. 콜레스테롤은 인체 내에서 역할은 다음과 같다.

식단을 바꿔라

콜레스테롤의 역할

간에서 약 70%~85%가량 만들어지고 나머지는 음식에서 섭취한다.

효소를 통해 비타민D, 성호르몬과 스트레스 호르몬을 포함한 스테로이드 호르몬을 만든다.

소화와 지방 흡수를 돕는 담즙산염으로 전환되어 체내에서 사용된다.

콜레스테롤은 세포를 둘러싼 막과 세포 내부 구조를 이루는 중요한 물질

뇌에는 체내 콜레스테롤 양의 4분의 1에 달하는 콜레스테롤이 있다.

신경세포를 둘러싸고 있는 수초와 섬유 조직을 구성하는 성분의 5분의 1은 콜레스테롤

콜레스테롤 신경간에 의사 소통도 좌우한다.

콜레스테롤 양이 줄어들면 인지 기능이 저하된다.

콜레스테롤 양이 줄어들면 세로토닌과 옥시토신이 제 역할을 못한다.
콜레스테롤이 풍부한 세포막의 영향을 받는다.

식이섬유

식이섬유가 풍부한 음식을 먹는 게 좋다는 건 누구나 잘 아는 사실이다. 식이섬유는 소화효소에 의해 분해되지 않고 장내 미생물의 발효에 의해 분해된다. 식이섬유는 물에 녹는 수용성과 물에 녹지 않는 불용성으로 나뉘어진다.

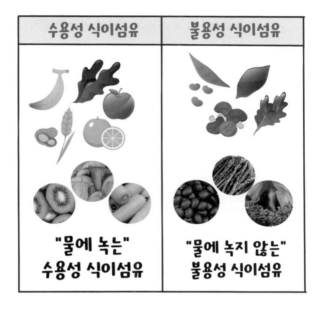

수용성 식이섬유는 강낭콩, 완두콩, 귀리, 보리, 아보카도 등이 이 식이섬유를 많이 함유하고 있는데, 수용성 식이섬유는 소화기관 내에서 물과 결합해 젤처럼 부드러운 형태가 되어 변을 부드러운 형태로 만들어서 위장관을 쉽게 미끄러져 내려가도록 만든다.

수용성 식이섬유의 핵심은 장내 미생물의 좋은 먹이가 된다는 것이다. 장내 미생물이 건강하게 되면 염증방어, 면역력 증가, 해독작용, 신경전달물질 생성 및 대사산물 등 우리 인체에 필요한 모든 대사활동의 기초가 되는 환경을 구성하게 된다. 또한 수용성 식이섬유의 섭취는 포만감을 높여 체중 조절을 하는 데도 유리하게 작용한다.

미국 웨이크 포레스트 뱁티스트 의료센터 연구에 따르면 매일 수용성 식이섬유 섭취량을 10g만 늘려도 5년간 복부지방이 4% 감소한다고 밝혔다.

불용성 식이섬유는 통곡물, 견과류, 과일, 채소 등에 많이 들어 있는데 특히 씨앗, 껍질, 줄기 등에 풍부하다. 불용성 식이섬유는 물에 녹지 않고 질긴 성질이 있어 소화관에서 잘 분해되지 않고 혈류로 흡수된다. 또 소화기관 내 수분을 흡수해 대변의 부피를 증가시키기도 하며, 특히 쓸개즙을 장내 미생물이 분해하면서 생성되는 독소가 대장벽에 쌓이게 되는데, 이 독소를 배출하는 데 불용성 식이섬유가 효과적이다.

우리의 식생활 속에서 식이섬유를 늘려야 한다는 것은 매일 들어

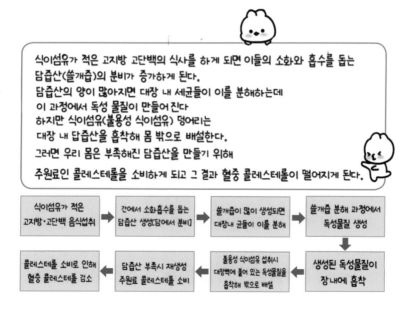

식이섬유가 적은 고지방 고단백의 식사를 하게 되면 이들의 소화와 흡수를 돕는 담즙산(쓸개즙)의 분비가 증가하게 된다.
담즙산의 양이 많아지면 대장 내 세균들이 이를 분해하는데
이 과정에서 독성 물질이 만들어진다
하지만 식이섬유(불용성 식이섬유) 덩어리는
대장 내 담즙산을 흡착해 몸 밖으로 배설한다.
그러면 우리 몸은 부족해진 담즙산을 만들기 위해
주원료인 콜레스테롤을 소비하게 되고 그 결과 혈중 콜레스테롤이 떨어지게 된다.

| 식이섬유가 적은 고지방·고단백 음식섭취 | → | 간에서 소화흡수를 돕는 담즙산 생성(담에서 분비) | → | 쓸개즙이 많이 생성되면 대장내 균들이 이를 분해 | → | 쓸개즙 분해 과정에서 독성물질 생성 |

| 콜레스테롤 소비로 인해 혈중 콜레스테롤 감소 | ← | 담즙산 부족시 재생성 주원료 콜레스테롤 소비 | ← | 불용성 식이섬유 섭취시 대장벽에 붙어 있는 독성물질을 흡착해 밖으로 배설 | ← | 생성된 독성물질이 장 내에 흡착 |

건강과 다이어크의 핵심은 마이크로바이옴

온 이야기이다. 식이섬유가 풍부한 식단이 당뇨병, 심장병, 관절염 등을 예방한다는 것은 널리 알려진 사실이다. 이뿐만이 아니라 소화기 등을 건강하게 해 변비와 같은 고질병을 줄일 수 있다.

그렇다면 이 식이섬유는 우리 몸에서 어떤 작용을 하기에 우리 몸에 꼭 필요한 영양소일까? 스웨덴 예테보리 대학교와 조지아 주립대학교 연구팀에 따르면, 식이섬유 스스로 많은 도움을 주는 것이 아니라 식이섬유를 먹고 살아나가고 있는 우리 몸에 유익한 미생물들이 궁극적으로 우리 몸이 건강하도록 지키고 있다는 것이다. 다시 말하자면 유익한 미생물들이 자신들이 살아가는 생태계를 지키는 것, 그것이 결국 우리 건강을 지키는 행위가 된 것이다.

그런데 만약 장내에 유해한 미생물들이 우위를 점하고 있는 상황이라면 어떤 상황이 될까? 그것은 유해균들이 자신들이 살기 좋은 장 환경을 만들어 나간다는 것을 의미한다. 그렇게 되면 유해한 미생물들이 만들어낸 장 환경으로 인해 유해한 균들이 필요로 하는 것을 더 섭취하게 될 것이고, 결국 건강과 멀어지는 환경으로 사이클이 맞춰지는 샘인 것이다. 식이섬유가 미생물들의 먹이이기에 좋은 미생물들이 균형을 이루고 살아가는 데 정말 중요한 부분이다.

그리고 또 하나 알아두어야 할 것이 바로 효소이다. 장내 유익한 미생물들이 소화기관 내에서 많은 양의 효소를 생성해 소화를 돕고 있다는 것이다.

우리가 음식을 섭취하게 되면 소화 효소가 분비되면서 음식을 분해하고, 분해된 분자 조각들은 소장을 통해 흡수되게 된다. 문제는 우리 몸에는 효소가 턱없이 부족하다는 점이다. 그러나 장내 벽면을 자세히 관찰해 보면 점액층들이 깔려 있는 것을 볼 수 있고, 그 표면에 수천종의 미생물들이 살고 있는 것을 발견할 수 있다. 이 미생물 집단이 식이섬유를 발효라는 과정을 통해 분해하는데, 이때 효소를 대량 생성하고 있는 것이다.

조지아 주립대학교 연구팀은 쥐를 대상으로 배출된 대변을 분석하는 연구를 진행했다. 그리고 대변 속에 들어있는 미생물의 DNA를 분석하는 과정을 통해 쥐의 장내에서 살고 있는 미생물 수를 측정했다. 쥐들로 하여금 식이섬유가 풍부한 식품을 섭취하게 한 후 미생물 DNA를 측정한 그룹과 식이섬유가 적은 음식을 섭취한 후 미생물 DNA를 측정한 그룹의 장내 미생물은 확연한 차이가 나타났다. 특히 식이섬유가 적은 음식을 섭취한 쥐 그룹의 장내 미생물의 수가 10분의 1로 줄어든 것을 볼 수 있었다. 이는 쥐가 섭취한 식이섬유가 미생물들을 부양하고 있음을 말해주는 것이다.

스웨덴의 예테보리 대학교 연구팀도 유사한 실험을 시도했다. 쥐들로 하여금 식이섬유가 많은 식품과 적은 식품을 번갈아가면서 먹인 후 장내에 어떤 종류의 미생물이 생성되고 그 세균 수는 어떻게 변화되는지에 대해 관찰했다. 이 연구에서는 인스턴트 식품의 대표적인 햄버거를 먹게 했다. 그러자 소화기관 벽면을 덮고 있는 점액 속에 살고 있는 기존의 미생물들이 사라지고, 대신 이전에 볼 수 없었던 새로운 종이 등장하는 것을 볼 수 있었다. 이뿐 아니라 쥐의 소화기관 크기가 줄어드는 것을 볼 수 있었다. 쥐의 장벽에 쌓여 있는 점액층 또한 그 두께가 훨씬 얇아져 있는 것을 확인하게 된 것이다.

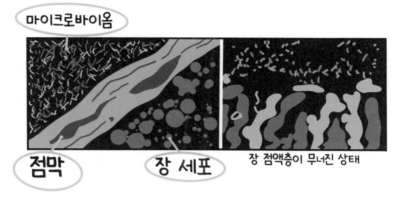

마이크로바이옴

점막   장 세포   장 점액층이 무너진 상태

장내 미생물의 수가 줄어들면서 점액층을 손상시키는 것을 알 수 있었고 또한 바이러스, 세균 등 항원에 대항하기 위한 면역반응을 불러일으키고 있음을 볼 수 있었다. 이런 일이 있은 지 5일 후 쥐의 장내에서는 만성염증이 발생했다.

수주일이 더 지난 후에는 더욱 심각한 반응이 발생했다. 쥐의 혈당농도가 급격히 상승했으며, 살이 찌기 시작한 것이다. 이렇듯 미생물은 장내에서 장내 벽면을 보호하는 일 외에도 다양한 역할을 하고 있는 것을 알 수 있다. 연구를 주도한 게위츠 교수는 "소화기관을 구성하고 있는 세포들이 미생물의 움직임에 반응하면서 면역 시스템을 관리하고, 지속적으로 건강한 상태를 유지하려 하고 있다."고 말했다.

이는 식이섬유의 섭취가 줄어들 경우 장내의 평화스러운 상태가 파괴된다는 것을 의미한다. 다시 말해서 식이섬유를 적게 섭취할 경우 미생물로부터 신호가 줄어들고, 결과적으로 소화기관 내 세포들의 점액 분출이 줄어들면서 항원 침투에 취약성을 드러낼 수 있는 것이다.

우리가 섭취하는 식이섬유는 그 어떤 영양소보다 중요함을 인식해야 한다. 내가 아닌 또 다른 나의 존재가 나와 함께 공존하기 위해서는 식이섬유가 절대적으로 필요하다. 이는 그들의 먹고사는 문제가 이 식이섬유에 달려 있기 때문이라는 것을 우리는 인식해야 한다.

장내 미생물과 식습관의 중요성은 이전의 설명으로 충분히 인식했을 것이다. 우리가 1년 동안 평균적으로 섭취하는 음식의 양은 1톤 1,000kg이나 된다. 80세까지 산다고 가정하면 평균 80톤이나 되는 음식을 섭취하는 것이다. 실로 어마어마한 양이다. 이렇게 섭취한 음식들이 우리 몸속에서 여러 가지의 작용에 의해 우리 인체의 대사를 가능하게 하고 인체를 만들고, 또 2세를 만들어서 시대의 흐름을 유지한다.

요즘처럼 음식에 대한 관심이 높았던 적도 없다. 각종 매체에서 음식과 관련한 프로그램이 상당 부분을 차지하고 또한 그로 인한 건강에 대해서도 지속적으로 다루면서 건강에 대한 인식이 더욱 높아져 가고 있다.

우리가 섭취하는 음식은 우리가 매일 마시는 산소처럼 생명을 유지하는 데 절대적으로 필요한 것이다. 그렇기에 우리가 이 음식에 대해 바로 알고 섭취하는 것은 무엇보다 중요한 부분이라 할 수 있다.

식습관

아래 표를 보고 순서대로 나열해보자.

Q.인체에서 가장 빨리 늙는 기관은?

(순서대로 나열하시오.)

간	피부
뇌	뼈
심장	장
눈	손톱
폐	머리카락

정답을 공개한다.

Q.인체에서 가장 빨리 늙는 기관은?

(순서대로 나열하시오.)

1.장(2~3일)	6.머리카락(3~6년)
2.폐(2~3주)	7.뼈(10년)
3.피부(2~4주)	8.심장(20년)
4.간(5개월)	9.뇌(자신의 나이와 동일)
5.손톱(6~10개월)	10.눈(자신의 나이와 동일)

건강과 다이어크의 핵심은 마이크로바이옴

우리의 장은 그 어떤 기관보다도 가장 민감하게 반응하고 즉각적으로 먹는 음식에 대해 반응한다. 우리는 코로나19를 겪으면서 배달음식에 더욱 길들여졌다. 기름에 튀기거나 정제된 탄수화물밀가루, 입맛을 돋우는 조미료로 버무려진 음식을 매일같이 먹다 보니 '확찐자'라는 신조어도 생겨나게 되었다.

그만큼 우리 주변에 음식이 몸을 위해 먹는 음식이 아니라 즐거움을 얻기 위해 먹는 음식으로 많이 변화된 것이다. 이로 인해 HMR 간편식 시장의 많은 변화가 생겼다. 예전에는 마트에서만 볼 수 있었던 간편식이 이제는 우리가 사는 동네 길거리 매장에서도 다양한 간편식을 구매할 수 있게 되었다.

음식도 다양하게 준비가 되어 있다. 김치찌개를 필두로 된장찌개, 부대찌개 등등 포장지만 뜯으면 손쉽게 조리해서 먹을 수 있다 보니 1인 가구나 시간이 부족한 가정에서 유용하게 사용되어지고 있다. 이렇게 간편하게 먹을 수 있어서 너무 좋지만 실상 만들어진 내용물을 자세히 살펴보면 '첨가물'이란 녀석들이 상당히 많은 양 포함이 되어 있다.

이러다 보니 소화가 불편해지거나 장이 불편해져서 탈이 나는 상황도 만날 수 있다. 앞선 장에서도 이야기를 했지만 '합성첨가물'은 우리 몸에서 분해시키거나 소화시키는 효소 자체가 존재하지 않는다. 말 그대로 인공적으로 만들어진 원료이기에 최대한 피하는 것이 답이다.

결국 올바른 식습관을 가지기 위한 정답은

'자연으로 돌아가는 식단'

'직접 조리해먹는 식단'

'첨가물이 들어가지 않는 음식을 먹는 식단'이다.

물론 세상에 있는 맛있는 음식을, 혹은 가공되어진 음식을 아예 일절 손도 대지 말고 먹지 말라는 이야기는 하지 않겠다.

다양한 음식을 섭취하되 자연식과 가공식을 섭취하는 비율을 조절했으면 좋겠다. 자연식 8 : 가공식 2 비율을 유지한다면 어떨까? 이 것을 권유해본다.

우리 몸이 원하는 음식을 자주 접하고 소화되기 쉬운 음식을 찾는 다면 단단한 반석 위에 집을 짓는 초석을 계속 유지할 수 있으리라 생각해본다.

건강은 남을 위해 챙기는 것이 아니다. 가장 소중한 나를 위해 그리고 사랑하는 가족을 위해 챙겨야 하는 것이다. 마지막으로 이 말로 전체 내용을 마무리하고자 한다.

'음식으로 고칠 수 없는 병은 약으로도 고칠 수 없다.'

_히포크라테스

장이 인생을 좌우한다. 건강한 식습관으로 우리의 인생을 웃음 가득한 여정 길로 만들기 바란다.

건강과 다이어크의 핵심은 마이크로바이옴